思想觀念的帶動者

文化現象的觀察者

本土經驗的整理者

生命故事的關懷者

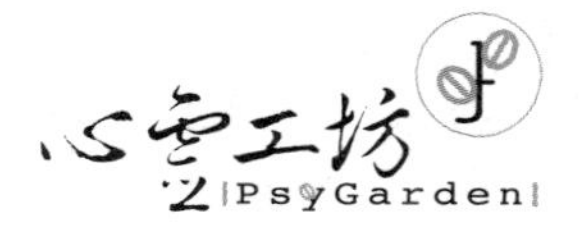

Holistic

探索身體，追求智性，呼喊靈性
攀向更高遠的意義與價值
是幸福，是恩典，更是內在心靈的基本需求
企求穿越回歸眞我的旅程

超越身體的療癒

Healing beyond the Body: Medicine and the Infinite Reach of the Mind

作者：勞瑞．杜西（Larry Dossey, M.D.）
譯者：吳佳綺
校閱：魯宓

國外佳評

「《超越身體的療癒》給了我們一個難得的機會，從醫師的角度來看人類本質以及神性的樣貌。這本精彩的著作是對醫學寫作和意識寫作的一大貢獻。」

——醫學博士瑞秋・雷門（Rachel Naomi Remen, M.D.），「公益癌症協助計畫」聯合創辦人，《自然心藥》（*Kitchen Table Wisdom*）作者

「勞瑞・杜西的智慧之語，多年來對我深有啓發、引我思量。《超越身體的療癒》宛若一場奢華的餐宴，杜西最迷人的療法、最愉人的見解，蘊藏其中。本書是身體和心靈的雞湯，端上桌的是深思卓見、經過審核的智慧，以及無窮的關懷。」

——克里絲汀・諾珊普醫學博士（Christiane Northrup, M.D.），《女性身體，女性智慧》（*Women's Bodies, Women's Wisdom*）、《更年期的智慧》（*The Wisdom of Menopause*）作者

「高瞻遠矚已屬罕見，同時擁有將新觀念傳播給眾人的辯才更是難得。勞瑞・杜西醫師的《超越身體的療癒》既廣且深，精闢非凡，揭示他首創的迷人之見。」

——狄恩・歐寧胥（Dean Ornish, M.D.），美國白宮健康醫療顧問，《愛與生存》（*Love & Survival*）作者

目錄

目錄

東吳大學物理學系教授
陳國鎮

【推薦序一】經驗累積成意義的領悟

經過許多年認眞的生活和工作，很多人時常會有所體悟，不知不覺會講出發人深省的話語，人生觀開始不一樣了。對於過去的偏執，會發自內心深處的省察與調整，日常的言行從此逐漸圓融寬厚。

簡單明瞭與屢試不爽，不僅是科學家、數學家或理論家的偏好，也是一般人的偏好。非黑即白是令人樂於接受的態度，事情的灰色狀態常讓人不知所措而有心迴避。我們喜歡以客觀而冷峻的眼光來看待週遭的世界，任何摻雜目的或意圖的說法來詮釋自然，都會遭到無情的抨擊或揶揄。

可是與生命世界接觸久了，我們很難繼續堅持冷峻的客觀態度，因爲只要一片良心尚存，必然會對有情世界產生共振，讓彼此的生命流露無可漠視的相互悸動。一旦點燃此火花，一連串的意義省思自動引發，讓自己的生命在其中持續蛻變和得到安撫。走過一段這樣的路，再回頭看時，常會對過去的執意啞然失笑，原來令人最難受的人、事、物、情境或顯然的矛盾，卻成爲轉化自己生命認知的啓蒙良藥，以致於會由衷感激如此的恩典。

對於狀況的冷峻心態，適時附加意義，許多逆境的苦澀竟然滲出可以回甘的滋液，這意味心靈不再生病，生理的病痛也隨之緩解或褪去。作者在書中，極力推行「探尋意義」的關懷和思維。乍看之下，他的認知好像在走回頭路，要在乾枯的客觀事實之上，披一襲主觀意義的外衣，強迫主客觀共存共榮。

這類書籍的舉例論說，雖然會嚇退或觸怒許多人，但是意義與存在同出於心靈，彼此是一體的兩面，無可恣意切割。當我們以更富有意味的心態去對待人、事、物的時候，意義和理性的認知就結伴同行。懂得如此轉換生命靈性的人，走著走著就踏出頗有趣味的生命步履，既滋潤了自己乾涸的心境，也嘉惠別人於無形。靜心細讀此書，一顆心似乎久旱逢甘霖，腦海中的思維馳騁，也像策馬在千里的原野之上，有著無限的快意。

【推薦序二】一本好奇的探索書

佛光大學生命學研究所教授兼所長
宋光宇

《超越身體的療癒》是一本好書，一本有趣的好書。我說這句話是基於以下的兩項理由。

第一點，因爲作者有反思的能力。作者是一位參加過越戰的內科醫生，受過完整的現代醫學教育，卻可以跳脫現代醫學的傲慢與成見，認眞去面對和思索各種現代醫學力有未逮之處，從而得到許多眞知灼見。這種反思的能力正是台灣的醫生和從事各種科學研究的人所共同缺乏的。

在台灣的學術界一直存在著嚴重的階級成見和歧視。任何對學術界稍有接觸的人都會清楚的感覺到：「醫學壓工程，工程壓理科，理科壓商科，商科壓人文社會科。」這種階層劃分的結果，是讓處在壓迫者頂端的學科，在學術視野上，越來越狹窄。美其名是「嚴謹」。一旦面對學術典範轉換的時候，那些非常嚴謹的學科就會被時代的巨輪無情的淘汰，毫無招架的能力。這也讓台灣的科學一直處於落後的局面。

歐美國家的科學能夠不斷推陳出新，就是因爲每一個學科的研究者大都可以容忍不同的意見；也會對不知道、不明白的現象，想盡辦法，去作各種研究，以期能有所了解。這本書正是代表這種求知的現象。所謂「科學」，不應該是指已有的現成知識，而應該是指一種對未知的現象抱持「好奇」和「一探究竟」的態度。本書充分反映這種好奇和探索的態度。

我也曾在一所醫學院教過書，對於醫學院學生「除了苦讀教科書之外，對其他的書和課程一概沒有興趣」的現象，印象非常深刻。而今在我的同事之中，也有從醫學院畢業的；學生中也有不少是醫護人員，他們共同的特色，就是知識狹窄，興趣薄弱。這種現象讓我搖頭不已。當我讀到這本書的時候，看到作者對美國醫學教育的批判，感同身受，不禁感慨的想：「什麼時候我們國內的醫護人員才會有相同的覺醒？」

第二，自一九六〇年代以來，歐美人士對於「心」的了解，無論是在深度，或者廣度上，大幅增加，也逐漸擺脫「科學教條」的限制。作者在書中提到一些「心物知一」、「心物感應」的現象，非常有趣。像是一八一二年拿破崙遠征俄國大敗之後，一些軍人逃回法國的路上，飢寒交迫。有三個軍人碰到一位奇人，在三張紙條上，畫了一些符號，讓他們吞下去，慢慢的他們三人就不冷了，也就因而得以活命，回到法國。這種辦法不就是中國道士的「畫符」嗎？因爲我對這些道術也略會一二，曾用這個辦法幫岳父減輕身上的乾癬症狀，相當有效。因此，讀到這一段時，會心微笑，覺得「吾道不孤」。

這些年，接受陳國鎮教授所提倡的「生命多重結構」學說，也廣泛閱讀許多關於「疾病的意義」方面的書籍，加上自己的實踐，慢慢的體會「心靈」的功能和威力，確實非常強大。民國九十四年暑假，我帶十多名大學部學生到山東西部去做爲期三十五天的考古實地訓練。在山東西部，雖然有醫院，可是設備不足，衛生條件奇差，學生有病都不敢進醫院。我憑著氣功、唸咒，居然化解了所有的病痛，包括魚骨刺在喉嚨。一個多月下來，大家平安。這種現象連我自己都感到不可思議。現在讀到這本書，解釋了一部分的理由。作者指出，意念不僅可以改變自己的身心狀態，更能夠逸出身體，去影響別人。在國外，這方面做得最多的實驗，就是「代爲祈禱而消除患者的病痛」。我在莫可奈何的情況下，歪打正著。現在總算有了一些比較明確的解答。

光是讀這本書，往往會把這本書當成是「奇人異事」，茶餘飯後的聊天話題而已。其實，這本書上所說的現象，你我都可以學會，只要自己發心，努力去做，就會知道此書所言不虛。有志者，盍興乎來。

【作者序】跳出框框新思考，心識解放意識觀

有一天一位女士渾身顫抖、滿臉淚痕地跑來找我，她看到我的時候氣到話幾乎都說不出來，我永遠忘不了這一幕。她剛從醫院重症加護病房出來，她的母親，也就是我的病人，已經失去意識，只能靠各種維生系統在支撐，可是沒有一項是有效的。因爲探訪時間已過，身爲女兒的她被醫護人員從母親床邊趕出來；他們跟她說，延長探視是「違反政策」的，而且會「妨礙」治療。

她母親當天夜裡就過世了，沒有人伴在身旁。

母親去世時沒能守在身邊，對她來說是非常不堪的。她譴責整個現代醫療體系不只缺乏效率，而且還麻木不仁。她對這樣一個體制實在氣憤難當，這個系統既沒用又沒心，至少對她來說是如此。

這個經驗恰恰印證了這麼多人反對當代健康醫療的原因——不人道、孤芳自賞、冷漠、不關心、過於呆板、技術取向、太昂貴、太自以爲是，而且通常也慢了一步。醫學失靈，病患和家人陷於失望和哀愁的情緒之中，這時候再怎麼疾呼醫藥的成就也不能安慰他們。對他們而言，唯有當下才是眞實的。

醫學何時才會改變？眞正的問題其實不在於醫學何時會改變，或會不會改變，而是會朝什麼

方向改變，改變幅度又會有多大。醫學一直以來都在變化，它是歷史上人類文化之中最活躍的力量之一，至今仍是如此。

當今醫學充斥了新的發展：人類基因解碼基本上已臻完成，我們對DNA不再疑惑，很多以前想都沒想過的治療開始出現長足進展。基因操作與人體之間DNA的轉移勢如破竹，研究人員預測，未來基因方面的疾病將會大幅減少；新的醫療程序陸續浮出檯面，新藥物也前仆後繼；器官移植亦步亦趨往前推進。新興發展與日俱增。

儘管這一切聽起來令人陶陶然，真正碰到「制度」的時候，失望往往隨之而來，就跟我那位臨危病人的女兒一樣。真正的原因不是人們會生病或終將一死，問題的根本在於人們領悟到現代醫學少了非常重要的東西——人類的心識（mind）以及心識在治療當中扮演的角色。少了這個要素，醫學就開了一個大漏洞，再怎麼先進的技術突破都沒有辦法修補。

我們不是早就有這個概念，接受心識對治療的重要性了嗎？時至今日，每個人都曉得意識是健康的要素之一。心理學家和精神科醫師成群結隊，隨時準備教我們用更健康的方式來培育我們的心靈，壓力管理也已經成了一大新興產業。然而就算如此，我們還是沒有賦予心識所應有的地位。

在本書裡，我們會超脫一般看待心識的方法，看看思考和情緒不僅影響到我們自己的身體，也會在無人察覺的情況下，遠遠地影響到別人的身體。

有些讀者可能會認爲這個想法過於離經叛道。爲減少這種反應，我建議大家記住以下幾點，在當代科學中：

1.沒有人曉得心識是什麼，從哪裡來的；
2.沒有人知道心識跟大腦如何互動；
3.沒有任何證據可以證明大腦產生心識；
4.沒有人曉得，出生之前、死亡之後，心識是怎麼樣的。

這代表了科學對人類意識的起源、功能與命運，無知的程度有多麼驚人。面對這種情況，我們更有理由大起膽子開疆闢地，或許可以因此爲人類心識的本質和它對健康的影響投下一絲曙光。

我們緩緩地朝著一個意識觀前進，這種意識觀解放了心識，不再把心識跟生理的腦與軀體併到一塊來看。這個新的看法之所以日漸興盛，乃是科學事實所促成。它對醫學意義重大，包括延伸治療強度的可能，什麼可以作爲治療的根本也將更多元，不再只是軀體的生理範圍而已。如果我們的心識眞的超越了身體，那麼意識在身體死後仍有可能會存續下去——心識既是不死，又是永恆不朽。

我們在本書討論的一些現象已經相當廣泛，而且也有仔細的報告記錄；有些則較爲奇特，對想要將其略過的人而言，比較容易被打發爲只是捕風捉影。這些數據之中有一些具有明顯意義，有些則只是純粹有趣。在此我並不是想要提出任何答案，而是希望能夠開啓新的機會和新的方法，讓我們可以「跳出框框」來思考。

醫學何時才會改變？此刻它就在改變了，而且它正在形塑我們的生活。就讓我們一起來探索。

第【I】部

意義

引言

我們內科醫生也只是一般人，喜歡用非黑即白的方式來看世界——疾病是不好的，健康是好的；生病純粹是因爲身體機能故障。要談論疾病的意義及其深層意涵，或是這些意義會如何影響健康，這種種似乎超出了我們的任務範圍，不如讓哲學家或是心理學家去操心就好。不過，當我們想想自己的經驗，傾聽病人所說的故事，漸漸地，我們的看法也有了轉變。

我在越南當軍醫時，對意義與健康之間的關連深有體會。當初的我年輕力盛、充滿理想，作爲剛結束實習的醫界新鮮人，我急於拯治所有遭逢的病狀。瘧疾是我這個營隊的年輕士兵主要的威脅，整個東南亞都在它的肆虐之下，我的任務之一是確保他們服用抗瘧疾的藥物，以預防感染。我循循善誘，對這些年輕士兵強調瘧疾的可怕，試圖讓他們了解，在戰爭中想要隨時處於戒備狀態以求保命，絕對要離這個致命疾病遠一點。然而，不久我就發現，阿兵哥們沒有幾個跟我一樣擔心的，有些人根本就希望染病，因爲一旦生病沒有力氣了，正是被送回家的最好理由。他們寧可得到瘧疾，也不要挨上狙擊兵一槍或中了敵人的埋伏。所以，他們乾脆假裝有吃藥。一個被我遣散的年輕人，渾身忽冷忽熱、不停發抖，被送上運送傷兵的直升機時，他卻還跟我擊掌歡呼。「我要走了，醫生！瘧疾是我最好的朋友！」他笑著說。

我了解瘧疾對不同人代表了不同的意義，不考慮這一點就做不好軍醫的工作。對我而言，瘧疾足以致命，可能的話理當避之唯恐不及，或要想盡辦法根除這種疾病；對營隊指揮官來說，瘧疾會耗損人力，是軍力戰備的威脅；然而之於許多年輕阿兵哥，瘧疾是他們求之不得的，要脫離越戰險境還要藉它之助。

我在越南碰到的疾病意義出入，每天都在診所和醫院發生。舉個例子，研究人員在一項爲期五年的研究中發現，在正統治療之外還使用另類醫療的乳癌婦女，只有三分之一的人會告訴自己的醫師。原因在於：她們認定醫師不會感興趣，或是負面反應並批評她們，或是醫師缺乏另類醫療的訓練或存有偏見。換句話說，對於正統醫學的意涵，這些婦女感受到與醫師之間存在著嚴重衝突。對醫師而言，正統醫學簡直就是信仰，他們願意傾注自己的生涯及病人的生命做賭注，必要時無疑也會把自己的生命押上去。相反地，對許多人來說，正統醫學是一套可能會有幫助的系統，然而它也可能是缺乏關懷、令人生畏、帶有成見、觀念封閉的。諸如此類的對立可能導致嚴重的問題，因爲就算有些另類治療有其裨益，有些卻是有害的，甚至跟正統醫藥一起使用時會造成負面效果。

我們隨後會看到，有時候重要的不是實際發生的事情，而是我們附加於其中的意義。同樣的狀況對健康的影響南轅北轍，端視我們如何演繹。光看工作壓力就知道，痛恨自己工作的男性，罹患心臟病的機率偏高，且多在星期一上午約九點鐘左右發作。相對來說，女性受工作壓力的影響程度似乎就沒那麼大。一項研究指出，已經被診斷患有心臟疾病的女性，工作壓力對其病症並沒有多大影響。反倒是婚姻帶來的壓力，對她們將來的健康影響甚大。在我們這個社會，工作通常對男人和女人有不同意義。男性的自我認同跟自尊與他們從事的工作有高度的相關，然而對女性而言，家庭和婚姻關係的意義可能更重大。因此可以說，性別左右了工作對健康的影響。

在接下來的章節，我們將會看到意義跟健康以兩種主要形式互爲關連：一、健康代表了些什麼——它反應、呈現、象徵生命中發生的事情。反言之，另一種形式則是我們在生活中找到的意義：一段關係、一份工作、一項特定療法的意義，皆足以影響我們的心識、身體，也因此左右了我們的健康。

第一部將討論意義的雙向運作如何對生活造成重大影響，並探討意義如何在生與死之中載舟覆舟。

【第一章】疾病的意義

世上的一切均有其隱藏的意涵。
人類，動物，樹木，星星，
隱諱至極……
目之所及，無從理解。
你以爲你看到的也就是
人類，動物，樹木，星星。
直到後來你才眞的了悟。

——希臘作家及哲學家尼可斯．卡山札基（Nikos Kazantza-kis）
《希臘左巴》（*Zorba the Greek*）

「癌症是我碰過最棒的事情！」這種說法時有耳聞，年輕時身爲醫生的我總是大爲光火。病症也許有所不同，但這類說法卻如出一轍：疾病提升了我們的智慧和領悟力，說來矛盾，但它的確能使生命更美好。似乎疾病眞有其意義。

我不以為然。我對自己說，人類啊，永遠都會找到理由來合理化自己的困境。當碰到無法控制的問題時，我們會試著粉飾太平，以保持自負、尊嚴和自我價值感，而我的病人也不過是想要儘量逆來順受。癌症能有什麼正面價值，眞是荒謬！

我身處講究實際的內科醫界，儘管意義這概念說起來頗富哲理，眞要略過不談卻也無不可。意義要在哲學家枯燥乏味的圖書館裡找到一席之地或有可能，但在心臟重症室或腫瘤病房就難有容身之處。意義只隸屬於心識，它只在鎖骨以上游移，對身體其他部分毫無影響。要說有什麼副作用，也許是導致焦慮緊張，最多也就是有點麻煩，哪能造成什麼一蹶不振的後果？話雖這麼說，但又怎會有從病人身上得到的報告，顯示疾病可以讓人面對現實，重新振作，生活從此乾坤扭轉？

自覺的意義是否眞能影響健康和病狀？自覺到的意義是偶然的嗎？正面的意義是否有助健康？或是相反地，負面意義是否眞的有害健康？我要再次重申，發生在患者身上的故事一點都不含糊，他們深信自己所覺察到的意義會以思考、態度及信仰等方式具體呈現，並對自身的健康狀況影響甚鉅。

意義與科學

要對現代醫學提出這些疑問，向來就不是一件容易的事。健康與疾病是體內原子與分子在不同時刻下作用的結果，這已是老生常談。兩者遵循自然界既有法則，想當然自是毫無意義可言，且其中隱含說一則一的特點，見山是山，這就是它的意義，想以邏輯來推敲精算是白費心思。分子生物學家賈克．莫諾（Jacques Monod）在其《或然與必然》（*Chance and Necessity*）一書也闡述過相同觀點，深深影響了整個世代的科學家。他言之鑿鑿：「科學的基石是在詮釋現象時，系統化地否定『眞正』的知識有一個最終的來源——也就是『目的』。」對莫諾來說，目的跟與意義關連的概念並不屬於科學，因爲它們不存在於科學所研究的自然界。莫諾也在暗示，若如此相信的話就是科學上的邪說了。

我跟多數醫生一樣都接受這個觀點，事實上，我還非常喜歡這個想法，它不只簡潔、樸實，而且還勇氣十足。力行儉省的原則也是當代科學的基石之一，它排除擬人觀，拒絕將人性特質和感情投射到自然界。

不過在進入臨床實習後，我發現，在處理試管裡的粒線體〔註1〕時，要保有此一觀點並不難，因爲粒線體不會回話；但換成治療病患時就沒那麼容易了。此後我開始設想，莫諾如果把時間花在重症病房而非實驗室的工作台，結果會有什麼不同？當初他要是一天得聽十個以上的病人述說自己的狀況，是否依舊視意義如敝屣？我並沒有誇張。很多將自然解釋成無謂無益的科學家，包括粒子物理學家、分子生物學家、基因學家，甚至數學家、理論學者等等，都採用極其疏遠的方式在接觸自然。他們沒見過一位病人，長此以往從未聽過什麼「有意義的經驗」；既然他們本身為統計數據的象牙塔所限，又憑什麼信心滿滿地聲稱，從人的角度來說，意義與目標不值一提呢？

藉意義左右自己

我曾在心臟重症室為一名病人法蘭克看診，他的胸口疼痛難當，我相信這是由心臟病引起的。在法蘭克疼痛稍緩、元氣大為恢復之後，為免無聊，他把床邊的桌子重新擺過，從床上把鏡子一掀就可以看到背後的心臟監視器。輪到我夜間巡房時，他向我展示他練就的一項技藝。他說：「醫生，你眼睛盯著監視器，我給你看個東西。」法蘭克閉上眼睛，顯示器上出現穩定的心跳，大約每分鐘八十下，接著陡降，落到六十。「注意看了，」他說道，眼睛仍然閉著，心跳速度又緩緩升到九十。法蘭克眉開眼笑，曉得我一點譜都沒有。我再三檢查，看他是否屏住呼吸、握緊拳頭，或是用了什麼計謀來影響心跳，不過他似乎相當沈著，放鬆得很。接下來的二十四小時內我去看他好幾次，他越來越得心應手，心跳速度任其擺佈。我的困惑則相當令他開心。我曉得在生物反饋療法〔註2〕的應用上，有人可以學會控制自己的心跳，不過這通常需要熟練的技術人員在一旁指導，且要處於放鬆的環境中多次練習才有可能。但是法蘭克的情況並非如此，他對心跳的掌控是自學而來，未經指點，更別提他是因爲潛在心臟病發作的可能而住進醫院，你還能想得出比這壓力更大的狀況嗎？就算有恐怕也寥寥無幾。

法蘭克的檢查結果正常，並沒有心肌梗塞的問題，於是我准許他出院。我問他：「我放棄了。你是怎麼辦到的？」他早就在等我了。「運用意義，」他回答：「如果我要心跳降低，我就閉上眼睛專注在胸口的疼痛上，讓它對我的意義只是消化不良，只是肌肉疼痛。我知道這沒什麼大不了，明天就可以回去工作了。若要讓心跳加速，我就換個角度，把情況想到最糟：我已經得了心臟病，再也沒辦法回去工作，只能等心臟病發作。」

我相當折服。法蘭克把心臟監視器轉換成意義的量表，本來是心臟血管機能不可或缺的顯示器，如今也能直接解析個人自覺的意義之效果。他幫助我了解到意義並非不切實際的東西，其作用也不光是在心識上而已。意義的內容被轉譯到身體上，差別可及生死，這是後來我才發現到的。

你自認有多健康？

「你的健康狀況絕佳、不錯、還可以，或是差強人意？」根據過去幾年所做的幾項研究，這個簡單問題的答案比起徹底的身體檢查跟大規模的實驗測試，更能準確預測往後十年誰還活著、誰會死。我們可藉由這個問題自問健康對我們的意義爲何——在我們的想法與想像中，它代表及象徵什麼？

羅格斯大學（Rutgers University）的社會學家艾倫．埃多勒（Ellen L. Idler）和耶魯大學醫學院（Yale Medical School）流行病與公共衛生學系的史坦尼斯拉夫．卡斯爾（Stanislav Kasl），兩人於一九九一年所發表的研究相當值得注意，與人對自身健康的評估及存活有關。他們的研究對象包括兩千八百名年過六十五歲的男女，結果與另外五項大型研究的結果一致，後者涵蓋兩萬三千名研究對象，年齡由十九至九十四歲不等。這些研究全都得到相同的結論：我們對自己健康狀況的評估，比生理徵象、徹底檢查、實驗測試等客觀要素或相關行爲（如抽煙），更具有預測的效果。舉例而言，癮君子未來十二年的死亡可能性是不抽煙者的兩倍；而聲稱自己健康「欠佳」的人，其可能死亡率是回答「非常好」的七倍。

歷史上因觀點迥異而造成生死之別的故事俯拾皆是。情緒性猝死古今皆有，羅徹斯特大學醫學院（University of Rochester School of Medicine）的喬治．恩格爾（George L. Engel）對一百七十個情緒性猝死的案例進行調查，發現迅即導致身體癱垮跟死亡的情緒，與如何看待意義大有關聯。情緒性猝死的前三大主因包括：「自身的危險或是受傷的威脅，不論眞正發生或只是象徵性發生」（百分之二十七），「親密之人一夕崩潰或死去」（百分之二十一）以及「處於劇烈哀傷期（十六天之內）」（百分之二十）。

這些研究並非意味不須理會生理徵兆與有害的上癮行爲，也不是要我們棄身體檢查跟實驗測試於不顧。只不過，我們必須從這些研究中接受下列事實——身體本身發出的訊息並不充分；我們的醫療照料也必須將意義等議題納爲培訓內容，不管我們認爲意義有多不明確、多靠不住，它都不容忽視。

意義之不可避免

依我之見，爭辯疾病不具意義是徒勞無功的。你仍舊可以堅持身體不適並不帶任何涵義，正如蘇珊・桑塔格（Susan Sontag）在其深具影響力的《疾病的隱喻》（*Illness as Metaphor*）一書中的機言巧辯，可惜這是不切實際的空談。病入膏肓的人無不想方設法，積極尋求或創造意義，好爲現狀做解釋。人本性如此，我從未見過任何例外。就算我們主張疾病不代表任何意義，就如桑塔格看待自己癌症的經驗一樣，我們還是不免爲事情加油添醋、創造意義。這裡所謂的意義可能以負面的形式出現，否定任何潛在意涵、目的或軌跡。然而，負面意義並不等於無意義。我們可能會告訴自己，生病只不過是意外，是無益的隨機事件，不過就是原子、分子自行生成的結果。可是，否定意義其實是意義的僞裝，這可以讓我們安心，因爲這麼一來，不管對或錯，生病都不是我們的錯，我們無須負責，就是「碰上了」，沒有辦法。這種想法具有很大的安慰效果，因此，負面意義的意義才眞正無比巨大。

意義與科學：另一看法

優秀的科學家似乎都認為，自然是盲目、無意義也沒有目的的。然而，許多首屈一指的科學家，其中許多位還名列諾貝爾得獎者之列，均不忘深入探索意義在自然界的地位，而這些科學家對莫諾等人的觀點均不表贊同。

英國天文學家及天體物理學家阿瑟．艾丁頓爵士（Sir Arthur Eddington, 1882-1994）就是這麼一號人物，他是首波對相對論有全面理解領會的理論學者之一，在此領域堪稱手執牛耳。他更對物理力學、演化及恆星系統的內部形成等理論有重要貢獻，並因此於一九三〇年受封爵士。艾丁頓不只是數一數二的科學家，同時也是筆鋒犀利的作家及頗有造詣的哲學家，具有洞徹敏銳的智慧。他指出，認為人生在世只有身體的生理功能，沒有其他意義，要抱持這種態度過一輩子是不可能的。

唯物主義者相信，所有的現象均起於數學公式控制的電子、量子之類；想必這些人也認定，自己的老婆等於一個精細的微分方程式，不過他最好皮繃緊一點，別在家裡張揚這番論見。如果此類科學分析有不盡完備之嫌，或不適用於一般人際關係之上，想當然它在這最個人化的關係上——人類靈魂與聖靈之間的關係——也無插手的餘地。

科學家偏好乾淨、無菌的超然世界，他們拒絕意義，也不要目的，然這觀點本身已有其意涵，卻假客觀之名偷渡進科學領域。這是個廣受認可的審美哲思，但不是科學。

事實上，說科學不認可任何自然界的意義，也是一種誤解。眞理就是眞理。無力證實自然所代表的意義，跟反駁其存在是兩回事。比較正確的說法是，科學對意義及目的沒有意見，這些議題在科學範疇中仍是空白。科學可以告訴我們電子、質子互相吸引，但就是不說這個現象代表什麼意義，爲什麼要這般作用，作用本身是好是壞等等。由此可知，自然科學在面對有關意義的疑問時，以沈默做答最爲恰當；也正因爲如此，科學若經妥當理解，會與意義這個問題爲友，而非兩相對立爲敵。

超個人心理學家肯恩．威爾伯（Ken Wilber）在著作《量子之問》（*Quantum Questions*）對此概念有精闢的解釋。雖然他論述的是物理與宗教的關係，其觀察同樣可運用在科學與意義的關係上：

> 古典物理與宗教互爲敵對，現代物理則與其形同陌路，兩者均在世界上留下許多難解的謎。你可以（或者不願）藉由宗教的要義來解釋，若眞這麼做，也是立基於哲學或宗教的立場；物理一點忙都幫不上，但至少不再反對你的努力。物理並不支持神祕主

義，不過也已經不再一逕否定了。……很多人對這項發展顯然薄弱的本質感到失望，然則這個觀點……或許是科學本身「正式」提出，對宗教最強而有力、也最具革命性的結論。這是劃時代的一刻，是科學對宗教態度的轉捩點，是新紀元的開始；看來不太可能會再回頭了，因爲這個結論的本質是邏輯，而不是經驗……因此，極有可能，科學與宗教之間歷時已久的爭論終將告歇，吵鬧不休的議論也將劃下句點。……這樣，夫復何求？

自病理學的咒詛中脫身

「癌症是我經歷過最棒的事情。」多年之後我才明白，這般說詞往往內含豐富智慧與精闢見解，可能正是療癒的力量。在心理學家榮格（C. G. Jung）的《書信集》（*Letters*）中明顯可見，他知道意義的萌生可以紓解疾病的負荷。關於精神的部分，他寫到有關生命具有豐富意義的神秘境界：「追求精神上的意義也是一種治療，盡你所能去成就精神經驗，那麼身體上的疾病將不再對你構成那麼嚴重的困擾。就算是疾病本身，也有精神的一面。」

病人在病情嚴重時，面臨到最具精神意義的意涵，即是對來生的信仰。對充滿懷疑的臨床醫師來說，這種解讀似乎相當幼稚，就好像是在死神逼近之下伸手亂抓，什麼都好。然則，儘管治療師與病人看法分歧，不認爲死後「還有什麼」，具有人道關懷的醫師還是會給與病人精神上的支持。有些醫師只知一昧與病人唱反調，只要是自己覺得沒有道理的事情就極盡詆毀與揶揄，這種行爲是非常不應該的。榮格強調意義的本質是異常敏感的，需要他人容納與接受：

不管是……從內心的需求出發，或順應人類智慧的古老訓誡……任何人都應該相信……所謂的「永恆」（eternity），縱使它本身並不實際。批判性的理性也不會有反對的聲音，除了科學上的不足而已。再說，順從人類心靈的偏見可以享有難以估計的好處，這種情況自遠古時代即已存在，而且普世可見。若不歸納出這個結論……無疑會與自身血液中的眞相抵觸……跟有意識地反對本能是一樣的事情——失根、迷失、空虛……不極力追尋生命的眞相會導致焦慮與空乏，生命缺乏意義時，靈魂也會出現病相；而我們這一代仍未看清它有多麼嚴重，意義有多重大。

如果醫師相信病人的想法是錯的、是有違常理的，還任其沈迷於自己的意義中，這在道德上、倫理上說得過去嗎？若是病人的信念有害健康，醫師當然必須義不容辭地介入。可是我們斷不可無限上綱，不能讓自己的觀點變成病人的負擔。要做到這點並不難，因爲病人對任何身穿白袍者的話多半無從招架。如果我們不贊同病人在生病期間領悟到的靈性意涵，也許可以持平地退到科學的保護罩裡，保持沉默吧。還記得嗎？論及意義和目的時，科學一直是以「不語」爲回應的。

意義與另類醫學

在現代生活中經常對意義不予理會，老是有人以訛傳訛地跟我們說：科學早已證實自然中不具意義，信誓旦旦地表示上帝已死。結果，我們發現自己所在的社會缺乏意義，人人渴求存在的目的，難怪近幾年來另類療法方興未艾。雖然沒有資料可支持我的觀察，但我相信，從事另類療法者對疾病意義的熱衷程度，遠甚於醫師、精神科醫師和心理學家。他們樂於琢磨疾病的象徵，認定健康與身體不適所反應的不光是原子的活動而已。病人對此觀點熱切回應，因爲當對意義的探求被接受或自己認定的意義被肯定時，這種感覺眞的很不錯。

在醫學上爲意義闢出一席之地可能會造成麻煩，理由與極端主義有關。「心識游移擺盪在理性與非理性之間，而不是在對與錯之間，」榮格寫道：「靈性的境界這東西很危險，因爲它引誘人走到極端。」

如果過去這個鐘擺完全盪到原子和分子的物理這邊，現在想必也會擋不住地使勁盪到意義那邊去。因勢利導，我們將認爲疾病不帶絲毫生理要素，認定它純粹是負面看法、想法、態度跟信念所導致的結果。疾病完全是因意識各項表現的作用而起，包括所認定的意義在內，這種觀點在新世紀（New Age）中普遍可見；因爲相信心靈主宰一切，人們一旦生病了，往往很輕易便服膺新世紀觀所倡導的原罪——生病是因爲失敗挫折感、羞愧、能力不足的自卑等等。如此一來，意義完全取代生理，生理根本沒有存在的餘地。若絲毫不疑地信服心理因素就是唯一的致病因子，以致拒絕醫學上的療法（例如藥物治療或手術，有時侯它們眞的是急症的救命仙丹），也可能招致更大危機。

唯心理因素是問的極端，一不小心極可能耽誤治療時機，很多人也因此就指責探索疾病意義的不當。許多醫師乾脆抱持無事一身輕的態度，認爲鐘擺若眞要擺盪，最好盪到生理這邊。這很常見，當艾丁頓努力試圖闡明科學與神秘主義之間的關連時，也感覺渴望依附著生理觀點。他承認：「那就好像是對自然科學的一種鄉愁，在那裡，我們至少還碰得到欄杆的扶手，跟著走就可以讓自己遠離這愚蠢不堪的惡劣困境。」但縱然深切體驗到智識的不安，艾丁頓仍舊保有對意義的探尋。同樣地，我也認爲我們均當如此。

意義療法

之所以要保有對意義的追尋，原因與科學密切相關。許多「意義研究」皆說明，意義在健康上扮演著不可抹滅的角色，例如先前提及的埃多勒和卡斯爾的研究，顯示出自覺的意義對壽命的強烈作用。也有研究顯示，伴侶關係所代表的意義，是心臟疾病臨床診斷的一大關鍵；工作的意義和對工作的不滿程度是心臟病的重要徵兆；留意與心臟疾病相關的事件意義，輔以飲食節制、運動，以及抗壓性，可以改善心臟功能，減少冠狀動脈阻塞；喪偶帶來的哀痛及悲傷與嚴重免疫障礙有關；對每天的工作抱持負面看法會提高罹患心臟病的機率；對某些癌症病患來說，團體治療裡對意義的探索，在後續追蹤上顯示有助於加倍的存活率。

種種研究顯示，這個鐘擺目前是在正中央。著重精神意義不見得就要全盤否定生理的介入，事實上兩者可以並行不悖，相輔相成。

這些研究發現都與意義療法有關，在意義療法中，治療師企圖改造負面意義，使其變成正面。若我們寧可稱呼這些努力爲「心理學」、「行爲療法」，或其他偏心理學的術語，讓我們小心謹慎，避免因此就認爲它們是次等的。意義療法並非「對抗療法」（allopathic medicine）〔註3〕的繼子，它具有與藥物、手術一樣的療效。上列的研究顯示，重塑意義可以引發明顯的臨床反應，能造成或生或死的重大差別。

意義的挑戰

在內科醫學奉獻二十年之久的當代醫師，時聞現代醫學被批評爲過於專業、遙遠又冷僻，給病人的時間不夠多，只專注於病患的身體症狀上，迴避意義之類的問題，把它們都丟給心理學家和神職人員。多數醫師還是繼續仰賴最專精的生理方法，用證據證實它的效用。可是，如果傳統療法眞如此有效，甚至有效得驚人，眾人爲何還想用不同的方式來「處理」疾病呢？

社會對現代醫學的理想破滅，主要在於醫療人員無能承認意義對病人生命與身體不適的重要性。醫師若繼續看輕意義對健康的作用，或置之不理，其影響力將會每況愈下。傳統療法與另類療法的戰爭不只在經濟、效率、安全和有效性等層面上，更與意義相關。我們不得不正視一個不怎麼愉快的事實：無論現代醫學拜科技發展之賜，締造出多麼令人稱奇的療效，若無法尊重意義在疾病上的地位，醫學終將失去大眾的擁戴。

未來，歷史學家若研究我們這個時代，可能會震驚地發現，我們在科學領域上竟如此「徹底否定」目的和意義。也許他們會想不通，爲何我們對物理學家大衛．玻姆（David Bohm）這位思想家的遠見會不屑一顧。他曾說過：「意義即存在。」還有榮格，他體現意義的重要性，勇於大聲疾呼：「意義讓無數事情變得可以忍受，或許該說是所有的一切……透過意義的創造，新的時代來臨。」「沒有了意義……宛如生病。」

另類醫療的從事人員若要實踐其諾言，勢必要繼續尊重意義在健康與疾病上的地位。我們必須抗拒視意義爲「新一代盤尼西林」的誘惑，也要避免將之看成最新的手術技巧，僅就它的實用性加以利用而忽略其他。因急於獲得尊敬，另類醫學從業人員背負龐大的壓力，不得不詆毀意義所具的功能。另類醫療得抗拒這個誘惑，否則充其量不過是歷史上的一個小小註腳。我們已經有夠多療法不承認意義的存在，不需要更多。

無數研究證實了意義在醫學上的關鍵角色，因此爲意義取回該有的正視與尊敬，再合情合理不過。我們準備好要迎接這個挑戰了嗎？

譯註

〔註1〕：mitochondria，此詞起於一八五〇年，顯微鏡專家在觀察細胞內部結構時，發現許多線條狀（mitos）和顆粒狀（chondros）的特異形胞器，故以其形命名之。

〔註2〕：biofeedback：此詞創於一九六九年，指藉由電子儀器的監測，將個人的生物過程或狀況的即時信息提供給自身。

〔註3〕：allopathic medicine，相對於順勢（homeopathy）療法，針對造成疾病的原因，以對抗、移除等方法消除症狀，是西醫所使用的理論和治療方法。

【第二章】療癒師是怎麼了

巫醫又不是馬，
不要你來餵養他們。

——迪爾（Lame Deer）《蘇族巫醫》（*Sioux medicine man*）〔註一〕

三十年前我開始探索另類醫學時，我發現必須大大擴充我的語彙，才有辦法跟這個領域的治療師溝通，例如說，另類醫學中經常用到療癒師（healer），這根本就不是醫學院的用詞，我甚至認爲它聽起來有點古怪。我的醫療同業們若眞的被叫做療癒師，我們可能還搞不清楚這究竟是褒還是貶。我們受的訓練是要當外科醫生、內科醫師、病理學家，而不是要當什麼療癒師。

我也了解到，另類治療師所謂的療癒（healing）與醫學院的看法不太一樣。我們所認定的療癒是傷口或割痕會產生的自然現象，對我的另類治療夥伴們，療癒則與意識有關。他們還進一步區分療癒跟治療（curing）的不同，甚至還堅稱，就算死亡也有「療癒」一事，眞是不可思議。

從我認識到這些差別一直到現在，它們並沒有太大改變。基本上，療癒師的概念在醫學訓練中仍不存在，護理、牙科，甚至是另類醫療學院中都不見得有；在這些單位所提到的療癒，也僅限於生理的狹隘範疇。

那麼，所謂的療癒師是怎麼了？只是不見了嗎？當然不是。各個社會文化都曾經孕育出許多療癒師，現在多數也依然存在——那些熱情、充滿理想，一心一意想要從事療癒的年輕人，他們的意願是如此神秘、有力，時常無法解釋。他們只是「曉得」自己必須要成為療癒師，並不計一切實踐這項天命。發自本能地跟隨深邃原始的慾望，朝醫學院前進，這是目前最受社會注目、認可的療癒之途。不過對他們多數人來說，也可能是令人喘不過氣來的痛苦經驗，因為大部分醫學院對於療癒師跟療癒的本質，與這群天生的療癒師看法完全不同。因此問題就來了：我們的醫學院理當是所有公共機構團體之中，最能積極培育、發展那些優異青年與生俱來的療癒稟賦，但反過來，醫學院似乎極盡扼殺這些能力之能事。

告白信

這件事是一位年輕療癒師告訴我的。多年來我一直收到全國上下醫學院校學生的來信，我後來都稱之為「告白信」。「告白信」多半是醫學院一年級的學生寫的，內容多半是，他們想要成為療癒師的衝動已被耗盡。很多人問我，有哪些學校可以幫助他們發展療癒本能，因為那才是他們「進醫學院的目的」。有人還說，只要找到這樣的學校，他們願意不計代價轉過去。以下這封信寫於一九九五年六月：

親愛的杜西醫師：

再過不久我就要升上醫學院二年級了。上個學期過完，我逐漸體會到醫學界有一些事情很嚇人，我開始質疑自己想當醫生的決心，甚至考慮離開。教授和醫生把人體壓縮成沒有生命的科學公式。課程一堂又一堂，速度快到讓我窒息。我也看到一些二年級的學長因處於壓力而變得乖張、冷漠，我因此開始在想自己會不會變得跟他們一樣。我不確定在這樣的環境裡，我是不是可以獲得提升與成長。

最近我參加了一個基督教會祈禱靜修活動，我的心充滿深沈的平靜。靜修結束後，我對自己身爲醫學院學生的角色略感寬慰，我覺得，作爲一個人，這是我的歸屬。

自從那次靜修以後，我的眼界大開。我慢慢走出來，將煩惱我一個月左右的黑暗、躊躇、困頓以及恐懼拋在腦後。我體會到，我不會同流合污，我可以先從小處做起，讓事情變好。我曉得，改善世界的祕訣是培養自己謙遜的態度，從單純與美的角度來看事情。

積習成弊？

醫學院學生常受到心理上或生理上的虐待，問題還不只是超時工作或睡眠不足而已，從言語攻擊、生理與心理的虐待、性騷擾到種族歧視都有，受迫形態不一；他們的身體健康也因此受到威脅。在某所大型醫學院，百分之八十的高年級生表示曾經在受訓過程中被虐待；三分之二以上的人說，他們碰到的狀況裡面至少有一件「問題很大，讓人覺得很不舒服」。調查的學生中有百分之十六承認，這些問題會「影響到他們的將來」。另外一項針對三年級醫學院學生所做的調查，結果顯示受虐的感覺（尤其是言語壓迫跟「不公平的手段」）普遍存在。四分之三的學生表示，因爲這些事情的關係，他們對學術生活跟醫學專業比較悲觀；三分之二的學生覺得自己比其他行業的人還不如；三分之一以上的人打算中斷學業；四分之一表示要是早知道會受到這樣的待遇，絕對不會走入這行。另外有一項研究醫學院虐待狀況的結果顯示，這些虐待的影響非同小可，甚至有可能造成心理疾病的嚴重後果。

這些問題並不限於美國。一九九八年英國BBC電視台播放一系列的「大夫逍遙法外」（Doctors at Large），就揭露英國醫學院生被老師虐待的情形。在這樣的壓力之下，剛合格的英國醫師之中，估計約有百分之十八到百分之二十五的人從未眞正進行醫療執業，要不就是畢業不久就馬上離開這一行。

醫學院生在訓練的期間遭到如此無情的對待，叫我們怎麼期待他們將來會變成慈悲爲懷的醫師呢？要想扼殺學生帶到醫學院來的療癒天賦跟理想，這個方法還眞是出奇有效。

長期就讀醫學院的後果可能不只是心理的影響，生理上的健康也可能受到影響。約翰・霍普金斯醫學院（John Hopkins Medical School）的卡洛琳・湯瑪斯醫師（Dr. Caroline B. Thomas）對醫學院新生進行心理測驗，長期追蹤達近三十年之久。在學業結束的時候，她把測驗分數拿來跟學生的心理狀態，以及學生罹患疾病的關係做比對，結果相當令人憂心：測驗結果顯示出不會把感覺表現出來的學生——也就是事情都擱在心裡的那些人，到後來體內發展出各式致命癌細胞的比率很高。這個現象代表的意義令人不寒而慄。醫學院通常要求學生自己吸收所有的壓力和情緒——「我撐得住的」，不論狀況有多棘手都不抱怨。難怪在湯瑪斯的調查裡面，就讀醫學院造成癌症的萌發機會。

二十一世紀的醫師

醫學界正在經歷一個改造的過程，我們因此有機會重新檢視一些被奉爲聖旨的概念跟傳統。在這個過程中，學生想要成爲療癒師的念頭，也許可以得到認同與培養，醫學教育也有可能變得比較健全。美國醫學院校協會（Association of American Medical College）曾經委託進行一項研究，作出「二十一世紀醫師」報告，其中對醫學院學生的挑選跟訓練有深入調查，令人激賞。這份報告發表於一九八四年，在二十多年後的現在仍不失其意義。以下是報告的摘錄：

- 我們不想挑起歇斯底里的過度恐慌，也不想抨擊現行改革是否妥當。不過，我們的確也看到醫學教育普遍持續惡化，不僅沒有緩和，反倒還有加速的現象。這種壓力從未間斷，非得用魄力與堅決的毅力來面對，否則將會造成難以彌補的嚴重損失。
- 每位學生均應關心病人、同情病人。他們必須盡心盡力，懷持道德良心與正直誠實，以及鎮定、謙遜、自覺，這是身為醫者所不可或缺的特質。
- 學生在現有體系下，多半認為他們所受的教育在於牢記資料，因此對重要技術、價值跟態度缺乏清楚的概念。醫學院校必須盡量降低對學生死背數據的要求。
- 多數醫學院教職員把進行研究、照顧病患，以及訓練住院醫生與研究生排在第一優先，這對醫學院學生的教育有不良影響。
- 專科教育慣有的目的——鍛鍊一個人的批判與分析能力，透過自然、社會科學以及人文學科等各方面的並進學習，體察人類經驗的多元性，這樣的目的在醫學院裡均被抹煞掉了。此種現象多半被稱作「醫學院預科症狀」，有這種症狀的學生上了一門又一門的科學領域課程，卻怎麼都不想深究人文跟其他非科學的課程。這些學生完全不具人文學科的知識跟思考能力。

報告中直言，訓練療癒師的問題很難衡量，並不是修改課程或是體制重新洗牌就可以彌補的。一九三二年，美國醫學院校協會曾經針對醫學教育委外進行一項研究，「二十一世紀醫師」報告的作者引用了這個研究的報告內容：

醫學教育養成不了醫師，只可能提供學生這個機會，讓他們獲得對醫學科學的基礎認識，以及了解這些知識如何實際運用在健康問題上；訓練他們探索科學的方法及精神，並藉由接觸其他獻身教育、研究及醫學執業的人，獲得啓發與觀點。醫學這門學科得靠學生自己學習，學校能教的只是很小的一部分。學校的任務在於提供學習上的指導、鼓勵及諮詢。學生跟老師才是教育計畫的關鍵，而非課程。

療癒師的蛻變

我們這一行對療癒師、療癒、療癒能力感到不自在，是長年以來的觀念偏差所致。自古以來，各個種族的巫醫跟原住民療癒師都深信自己是天生的療癒師，他們所處的社會文化也這麼認定。在醫學院，很多學生剛開始也有同樣的衝勁，這股衝勁吸引他們朝醫學路前進。學習實際運用療癒的本能從未像現在這樣，只著重智力思惟的訓練，其他均不顧。要成爲療癒師，從頭到腳、從裡到外，必須從身、心完整鍛鍊——這個過程在愛斯基摩（Eskimo）巫醫的話裡活靈活現：

在眾人協助下，我努力成爲巫醫，可是並未成功。我拜訪許多有名的巫醫，獻上大禮。……我企求獨處，如今我已接近憂鬱孤僻。有時候我不禁落淚，不知道爲什麼就是不開心。然後，也沒有特別的理由，突然間我感到一百八十度的大轉變，一股龐大、無以名狀的喜悅油然而生，強到我擋都擋不住，只能拉開嗓子極力歡唱，大聲地歌唱。這種情況除了喜悅，喜悅，無以言說。我必得聲嘶力竭。然後，在這種神祕感與排山倒海而來的喜悅中，我成了巫醫。我開始用完全不同的方式觀看與聆聽；我獲得啓蒙，耳清目明，身心都散發出巫醫的光輝，讓我覺得因此得以看穿生命的黑暗。這道光輝環繞在我四周，其他人察覺不出，但是天地與海洋之靈都清晰可見。這道光輝如今已然降臨，成爲助我一臂之力的靈。

若要用一句話來描寫化身巫醫的過程，那也許就是瞬間的蛻變。對於愛斯基摩巫醫所說的蛻變經驗，當代的精神科醫師可能會嗤之以鼻。多數負責醫學院學生教學的教職員都會認爲，這種經驗異乎尋常，準是這個人腦袋出了什麼問題。若有學生表示這樣的蛻變經驗曾經發生在自己身上，她／他鐵定得到精神科掛號了。

資訊無法成就蛻變

醫學院明白在醫師訓練的方式上早有偏頗，於是提供給學生更多的資訊以爲解決，或者是略加調整，給他們不同的內容——例如，醫學倫理、醫學人文或醫學史等等課程（多是選修）。但是，這個策略通常不見得奏效，因爲資訊終究是資訊，不能與蛻變混爲一談；塞再多資訊給他們，不見得就會在他們身上造成蛻變的效果。這些未來的準療癒師渴求的並不是更多的論據，而是能夠幫助他們與深邃的心靈、精神對話的聯繫，而這些渴求也反映了療癒師致力於這項藝術的一種承諾。

> 企圖用塡鴨法來解決醫學的教育問題的確很難抗拒，但是也非常危險。正如紐約大學（New York University）文化與傳播系主任波茲曼（Neil Postman）所說的：「我們創造了前所未有的新問題：資訊超載、資訊紛亂。我們將資訊轉變成某種形式的垃圾，我們自己則變成垃圾場。資訊日新月異，產生速度極快，卻缺乏意義與內涵。沒有一部機器可以整理資訊，也沒有前人卓越的經驗可以給我們道德上的引導，告訴我們資訊的

社會目的，以及其中的智慧。沒有例子可以告訴我們，究竟我們需要知道些什麼，又不需要知道些什麼。」

再說，如果醫學院眞以培育療癒師爲本務，學生也把自己交託給教育系統，學校更應當責無旁貸地促進學生內在精神的提升。波茲曼主張：「我們應該請教詩人、劇作家、藝術家、幽默作家、神學家及哲學家，只有他們才有能力創造或還原出應有的隱喩與故事，爲我們的努力指引方向，賦予歷史一些意義；闡述現在，指示未來。」

我無意表示醫學院完全失敗，說實在話，眞正的療癒師的確是自其中養成的，儘管比例不如應有的高，而且這樣的療癒師多半不是教出來的，他們全是在教育過程中挺過來的。我也不想暗示，這裡不斷指責的教育不當都是學校單方面的錯。醫學院反映一個社會的價值，如果醫學院有差錯，社會多半也有問題。眞正的問題在於，我們所有人跟整個社會、文化，已經集體拒絕療癒了。任何人都難辭其咎，我們都被疾病與醫療的生理態度給迷惑了，也被科技的保證兜得團團轉，以爲身體有任何不當，科技都可以將它矯正過來。在這個背景之下，療癒師跟療癒幾乎被忘得一乾二淨，現在我們只能爲此付出代價。我們一再忽視意識、靈魂、精神與意義的重要性，因此醞釀出一股不安全感，這股不安全感不僅漫佈在療癒一業，甚至是全社會。結果，遭殃的便是整個社會文化的精神與靈魂。

出口在哪裡？

年輕療癒師從好比礦區裡的金絲雀〔註2〕，就像是及早的預警系統，警告著我們若繼續用既有的方式看待健康及現實，將帶來嚴重後果。他們雖然沒有明說，卻在內心呼喚著一種不同的世界觀，與醫學院設定的現實畫面有所不同。

這是什麼樣的世界觀？評論家湯馬斯・凱丁（Thomas Kelting）這麼說：

> 最充分、最成功的模式，必須要能同時滿足三大主要需求：實際的、理論的，以及精神上的。實際需求包括了預測及塑造這個世界的慾望。理論需求在於理解，用我們的思惟模式分析事實，以對這個世界產生理解；我們偏好將現實描述爲一種連貫的宇宙，能在認知上透析的現象領域，而不是與此不一樣的描述。第三項主要需求——精神，則遠超乎智性上的連貫性及理智的準確度，爲的是滿足在自己跟其他生靈之間，建立起有意義連結的需求。我們渴望目標、命運與價值的感覺——不僅限於我們自己，也存在於萬物的本質之中。我們也尋求舒適與愛，互相關懷、彼此取暖；我們從廣大的存在範疇得到愛的滿足，並回饋於其中。

醫學教育建立的世界觀則有點失衡、破碎。凱丁表示：「我們忽視靈性需求，而是一味追求能讓我們將自然玩弄於股掌之間的現實模式。」然而，在學術圈外，經常又飄移到另外一個極端：

我們在空無中追求靈性，彷彿在靈性的世界觀之中無法容納平凡的實體宇宙，以及可供發掘的規律。可是靈性不應該企圖躲避理性推論的規範——畢竟我們都必須遵循一些規範。還有，理性推論雖然非常善於探究實體現實，但是不能讓它變本加厲成為執迷與排斥靈性的物質主義，這也正是讓目前西方社會感到窒息的問題。

我們應該對這些年輕療癒師心存感激，他們與學校環境對立，點明了整個社會所處的精神分裂狀態。因為他們，我們才曉得長久以來，我們的世界觀被分成實際、理論及靈性等面向。同時他們也為我們揭示出，當下的挑戰就是彌補這些斷層。

好不容易，今天的醫學教育開始朝著人文方向前進。例如，醫學界開始談論靈性議題，這就是一大躍進。心靈對健康與疾病的重要不在話下，像是意義感、目標感、價值感，以及宗教實踐等等，相關證據豐富，而且越來越多。流行病學家傑佛瑞．烈文（Jeffrey S. Levin），也是《神、信仰與健康》（*God, Faith, and Health*）一書的作者，他首創「宗教流行病」（epidemiology of religion）一詞。他寫信給我時提到，「我很有信心，有關宗教與健康研究這個廣大的領域能為宗教提出強大而完整的保護作用；我的個人經驗也證實了這個結果。」研究靈性訴求對健康作用的人不在少數，烈文不過是眾多學者之一。十年前，全美一百二十五所醫學院校幾乎都對這個訊息不屑一顧，但時至今日，起碼有八十所醫學院開設的課程或系列講座，是在強調精神作用與健康的關係。

受傷的療癒師

凱龍（Chiron），希臘神話裡面人首馬身的怪獸，他專門傳授療癒的藝術。曾經他被一支毒箭所傷，後來箭雖然拔出來了，毒性卻沒有完全去除，一直殘留在他身上。凱龍是長命不死的，可是他也沒辦法眞的很健康。他是受創療癒者的典範，而且很矛盾地，他既具有療癒能力，又需要療癒。

我們集體性地受傷了——包括療癒師、醫學院，以及孕育兩者的文化社會。我們可以把箭拔出來嗎？有沒有可能至少減輕一點體內的毒性呢？

據生態學者保羅．埃利希（Paul Ehrlich）觀察，「每一個鐘錶匠都知道，完美修補工作的最基本要求是保管好每一個小小的零件。」長久以來我們的醫學院校，一直都在年輕療癒師身上修修補補的。我相信醫學教育的確是保住了局部——醫學界的視野、靈魂與精神，這點並沒有眞正的死去。但我們還需要鼓起更大的勇氣，把局部零件組成一個類似療癒師的角色。

癌症研究人員海倫・史密斯（Helen Smith）提供了一個充滿希望的觀點，認爲醫學可以迎接這些挑戰。「事實上，醫學機構比起其他單位，更具有改變的彈性，」她說：「看看其他單位，例如教育體制或者宗教團體，它們又眞的改變了多少？醫生被貼上保守標籤，飽受苛責，其實他們在改變的速度上不算慢的。」

醫學院若要培養療癒師，首先得停止扼殺他們，避免讓學生在醫學院的求學過程中失去他們的人性。「健康意識工作坊」爲一年級醫學生開設的課程可謂標竿，這堂課是精神醫學榮退教授喬爾・埃爾克斯（Joel Elkes, M.D.）和精神醫學與行爲科學系教授兼副院長，同時也是學生權益擁護者的萊・迪克斯坦（Leah J. Dickstein, M.D.）共同發展出來的。他們自一九八一年起在路易斯維爾大學（University of Louisville）醫學院開始推出相關課程，朝改革的方向邁出一大步。

迪克斯坦與埃爾克斯指出，基本上「健康意識工作坊」認爲「醫學院學生的人格在崩壞」，「有些惡狀是可以避免的」，「照顧別人先從照顧自己做起」。這個爲期四天的課程開放給準醫學院新生，在註冊之前、學期還沒開始就先上課。雖然是自由參加，百分之九十以上的醫學院新鮮人都選擇參與。工作坊主題包括生活形態在疾病與身心障礙中扮演的角色；心理生物學在調適過程、壓力狀態，以及抗壓反應方面的研究；營養、運動及放鬆的生理作用；時間管理與讀書技巧；人際關係中的傾聽與取捨；物質濫用與醫療傷害；醫學之中的性別議題與醫藥倫理，以及信仰在療癒上的地位。除了實質的科學數據資料，工作坊也藉由實驗性的、參與性的、「有趣的」

方法來引導學習，結合音樂、藝術、表演、電影、歌唱與吟誦；「營養野餐」與披薩晚餐；有氧運動、壘球運動，以及「趣味賽跑」等。學生學到路易斯維爾這個城市的歷史，也學到路易斯維爾大學醫學院的傳統。

二年級學生則自願擔任「健康導師」，指導剛進來的十六歲新生。他們分享自己的焦慮經驗、克服的方式、學到的課題，甚至爲新生下廚，準備健康的食物。另外有一群系所教職員，多半是由二年級學生票選出來的，他們也扮演支援、協助的角色。工作坊也爲配偶跟小孩開設課程，對新生具有重要意義的人都可以來參加。在這些互動之下，學生跟學生之間、學生跟系所之間形成了一個社會網絡。醫學院傳遞給新生的訊息因此明確無誤：我們關心你——你的生理、心理以及精神的健康。我們將傾全力幫助你成爲卓越的醫師，以及圓滿的個人。

可是，我們也不要過度樂觀地認爲在改善的過程中，可以找到療癒師的養成公式。療癒師的養成從來就沒有公式可循。蛻變成療癒師的過程相當微妙，無法操控掌握，如本章一開頭的蘇族巫醫迪爾所說的一般。我們也別忘了醫學教育委員會（Commission on Medical Education）在一九三二年提出的報告：「醫學課程無法養成醫師。」它也同樣養成不了療癒師。

英國作家麥爾康．馬格里居（Malcolm Muggeridge）曾經區分生命中的第一等與第二等追求，他說：「唯有第二等追求才有可能成功——像是成爲百萬富翁、登上首相寶座、贏得戰爭、勾引美女、飛上太空，或是登陸月球。」可是，第一等追求，「包括，試圖了解生命是怎麼一回事，以及試圖傳達對生命的理解之渴求」這等追求的難度就高了很多。成爲療癒師是第一等追求，過程無比艱鉅。我們不應強加無法達成的責任在醫學院肩上，硬是要求它們對療癒師的養成負起責任。不如就期待它們會鋪下成長的土壤，讓療癒滋長，讓療癒師萌芽。

再看告白信

我有時候在想，未來的醫學院學生會寫出什麼樣的告白信來，以下是我所想像，也以此聊表我的希望：

親愛的杜西醫師：

再過幾個月我的住院實習就要結束了。我想要告訴你自己過去幾年的生活狀況。

打從我有記憶開始，我就想要成爲療癒師，很難說得清楚爲什麼；我家裡也從來沒有人跟醫學沾上邊。我追隨自己的夢想一路上到大學，進了醫學院以後，我非常高興，我發現這眞的是我想要的。我開始上課時，心裡已經有了準備，知道有很多資料跟做不完的工作在等著我；不過，我卻在這裡獲得智慧與啓發。生命中頭一次我發現什麼是眞正的療癒師——教授們一堂課又一堂課地上，似乎是眾多身分的結合，既是醫師、科學家、良師益友，同時也是巫醫。他們了解療癒是一件特殊的使命，我對他們的動力感到無比敬佩。因爲他們隨時在左右支持我，我的夢想才得以逐步實踐。醫學是辛苦的工作，也能帶來昇華的改變。我曉得自己已經領悟到一股強烈的價值感，我也知道，這種感覺會一輩子持續下去。

有一天我開口叫我最喜愛的老師「智慧之師」，他被我嚇了一跳，接著會心一笑，跟我說從今以後我的任務就是要繼續把知識傳遞下去，從這個療癒師傳到下個療癒師身上，好比他把知識傳到我身上一樣。我對他的反應眞是又興奮又激動！他把我當成同輩，並且歡迎我加入從古至今這個無形的療癒師園地。

我覺得很幸運能有機會體驗醫學院的生活。這是一種靈性上的領會。我想要與你分享。

譯註

〔註1〕：Sioux，蘇族，北美大平原印第安民族。

〔註2〕：the canaries in the mine，礦區裡的金絲雀，中毒且時間不多了，表示一種脆弱的預警系統。

【第三章】受工作的苦

前一陣子我把《韋氏新世界字典》（*Webster's New World Dictionary*）拿出來隨處翻閱。不意之間，其中一頁前後緊鄰的兩個字吸引了我的目光：job（工作）與Job（約伯，《聖經》故事人物），這兩個字有什麼關係嗎？我開始在想。我發現這個字的典故相當模糊，字典上的解釋是「人必須做的任何事情、任務、瑣事和義務」。可見工作不會是愉快的，是被迫要做的事情，要不就是免不了會覺得痛苦。至於《聖經》上的人名約伯，源自希臘文及希伯來文，代表的是「忍受大量痛苦的人」。

這兩個字在語言上的關連只是湊巧嗎？工作，某種形式的苦難；約伯，受難者？不管怎麼說，不計其數的工作者的確就像約伯一樣，耐心的受難者，困在不喜歡的工作裡，但是又無法逃脫。很多人就任由它去了，因爲他們知道工作本來就不會太有趣。他們同意馬克．吐溫（Mark Twain）在《湯姆歷險記》（*The Adventures of Tom Sawyer*）一書的說法，「工作就是一個人被迫要做的種種，遊戲則是一個人自願去做的種種。」

蟲蟲危機

我們的祖先碰到的工作問題，其實也挺單純。鍋爐爆炸、船隻沈沒、礦坑坍塌，全都是可以看得一清二楚的大型災難，通常也可以找出問題出在哪裡，只要事前預防，同樣的問題是可以避免的。可是，到了十九世紀末，工作場所開始浮現新的問題；工作者有新的受苦來源，這些看不到、無法預測，因此也就特別險惡，就是所謂的「蟲」（bug）。

「蟲」的概念——以歷史學家艾德華．田納（Edward Tenner）的說法，是「硬體反常故障，找不出原因，後來蔓延至軟體」，這是一八七〇年代工廠流行的行話。美國發明家愛迪生（Thomas Alva Adison）在一八七八年描寫個人創造跟發明的方法時就曾提到：「首先是直覺，然後點子會突然冒出來。接著麻煩就來了，可能是大問題，也可能是『蟲』，所有小毛病、怪問題的統稱。要想發明商品推廣到市場上，贏得廣泛大眾的歡迎，沒有經過幾個月的密集觀察是難以辦到的。另外，還必須要不斷研究、努力不懈——當然，就算該做的都做了，還是可能一敗塗地。」根據田納的說法，蟲這個詞可能是從電報員的工作衍生而來的。愛迪生提到這個字的時候，西聯電報匯款公司（Western Union）已經有一萬兩千個以上的營業據點，環境骯髒污穢，這或許正是蟲一詞的由來。好玩的是，在一些突發狀況中，蟲好像眞的現身在實際生活裡了，例如一九四五年，海軍在哈佛大學操作馬克二代電化學計算機時，就因爲一隻飛蛾的關係當場當機。

反抗主義

對很多人而言是偶發的意外，蟲是因爲不小心而造成的小漏洞。不過，每隔一段時間我們就開始有不同的聯想——工作場所裡面的「東西」，像是機器、電腦、軟體等等，說不定並非沒有生命。搞不好它們拒絕被我們控制，要求我們好好對待它們。英國評論家保羅．詹寧斯（Paul Jennings, 1918-1989）稱此爲「反抗主義」（resistenialism），據他所說，這種情況「反映出物件對人的看法」。用詹寧斯的說法，「人類自以爲對物件的主宰越來越高，結果物件開始抗拒，對人的敵意越來越高（反抗的威力也不斷加強）；人想控制物件，物件想反抗被控，兩者似乎有某種惡性循環。」

如果反抗主義眞有其事，工作者有如征服者強佔他人領地，但自以爲佔了上風的人類最好不要太早鬆懈，因爲哪一天遭到征服跟奴役的機器可能會起來造反。電腦的程式錯誤會不會是一種游擊戰術，就像是某種電子圈套與陷阱？

這種種問題其來有自，究竟工作場所是誰在當家？誰是奴僕，誰是主人？是我們在控制工作，還是工作在控制我們？越來越多工作者加班熬夜，爲了維持收支平衡，還得同時做好幾份工作。這會是機器的報復嗎——用工作把我們壓得喘不過氣來，同時又製造一個假象，好像是我們在操縱全局一樣？這會是「柏金森定律」（Parkinson's Law）「有多少時間可以用來工作，工作就會擴張佔滿那整段時間」背後的道理嗎？

不論起源為何，「蟲」毫無疑問是現代工作者頭痛的問題之一。要免受其擾得時時提高警覺，這是征服者自己要付的代價。在現代化、自動化的環境裡，工作者必須不停為檔案備份，隨時提防軟體病毒，還要把資料存在別的地方。這些新興問題不只影響到辦公室職員，任何倚賴電腦的人都有可能受害。我有幾個朋友是全職作家，經常被電腦搞得頭痛不已。有一位正經歷這場惡夢，她找不到下一本書的原稿究竟在電腦的什麼地方，彷彿迷了路的流浪漢，又絕望又緊張，常常半夜滿身大汗地驚醒——可見她受到的威脅有多大。另外一位忘了先做備份，結果因為斷電的關係，眼見自己的第一本小說就這麼煙消雲散。還有一位，家受到祝融肆虐，數年心血也付之一炬。聽到這些事情，我不禁在想，換做是我會怎樣？我沒有電腦也寫不了稿，他們的經驗我感同身受，也替他們感到惋惜。

工作場所的孤離

工作環境日漸自動化，現代工作者的苦惱大多跟環境中越來越高的疏離感有關。「過去三十年來，辦公環境沒有那麼嘈雜了，可是氣氛卻越來越緊張，工作的感覺越來越孤單。」田納表示。電子設備幫助我們溝通，然而矛盾的是，這些工具也正是隔離跟疏遠的罪魁禍首。

社會心理學家肖沙娜．朱伯夫（Shoshana Zuboff）在著作《智慧機械時代》（*In the Age of*

the Smart Machine）中提及，員工爲工作場所的人際疏離所付出的代價：

過去由人與人之間的溝通與合作進行的工作，如今卻必須仰賴操作機器來完成，這就是所謂的自動化。以前得要用到聲音的工作，現在卻消了音。這些全都跟傳統的管理流程脫節，員工被迫縮到個人的空間裡。結果，辦公人員無不感到渾身不對勁。

朱伯夫訪問的人當中，其中有一位提到工作是疾病跟奴役的結合：「不說、不看，也不走動。嘴巴被堵住，眼睛被蒙蔽，臂膀被銬住。電腦的輻射害得我頭髮一直掉。想要達到產量目標，唯一方法就是放棄你的自由。」

這不禁讓人聯想起愛因斯坦一九五〇年的說法：「若A的生活成功，那麼A=*x*+y+*z*，工作是*x*，y是玩，z是嘴巴閉上。」

近年來公司裁員相當普遍，因此帶來另外一種形式的疏離——也就是所謂「倖存者的罪惡感」，一種自責沒有被公司掃地出門的感覺。留下來的人心存罪惡，心繫被炒魷魚的同事，很難慶幸自己的好運。他們的疏離感不只因爲剩下的員工少了，眞心同好越來越少，同時也因爲罪惡感的關係，使得他們免不了在自己跟被解雇員工與以前的朋友之間築起一道牆。這種人縱使是留下來了，一想到自己可能就是下一個被開刀的人，心裡難免惶惑不安，防衛與孤獨的感覺更壓得他們喘不過氣來。

白領、藍領共有的問題

工作上的疏離是最普遍的工作壓力之一，不分職業，白領、藍領都遭遇相同的問題。英國曼徹斯特大學（University of Manchester）的研究人員，曾經以薪資、工作自主性、實際工作環境，以及與壓力相關的失常狀況等等做指標，爲工作壓力分級。研究結果發現，礦工、警員、獄卒與工地工人等承受的工作壓力最大，以遞減的順序排列，後面接著是飛行員、記者、廣告公司經理、牙醫、演員、護士、消防員、老師、社工、公車司機和郵政人員。

受工作之苦的問題舉世皆然。聯合國的「國際勞工組織」（International Labor Organization, ILO）表示，工作壓力已經廣泛到全球流行的地步了。一九九三年ILO的報告提到：「瑞典的女服務生、日本的教師、美國的郵政人員、歐洲的公車司機，以及世界各地的生產線工人，都承受嚴重的工作壓力。」

在日本情況尤其可怕，日本人甚至創造了一個新的詞彙，用來形容工作過度致死的現象——「過勞死」（karoshi）。根據一項調查，全日本有百分之四十的工作者，擔心自己眞的會操勞到死。他們的擔心不是沒有道理的，日本人口僅佔全球總人口的百分之二，可是這個國家的出口率卻高達全世界總出口的百分之十。

薛西佛斯症候群

工作上的疏離最糟糕的一種形式，不外乎處於繁重壓力下，被處理不完的瑣事纏身，這種情況不只會造成工作者彼此之間的隔閡，缺乏決策自由也是一大問題。研究者提出「薛西佛斯症候群」（The Sisyphus Syndrome）來形容這種狀況。這個問題可以回溯到六十年以前，當時的人性子急，孜孜矻矻、不顧逆勢埋頭奮鬥，可是獲得的成就感和滿足感卻不怎麼高。希臘神話中，薛西佛斯被放逐，受罰推巨石上山頂，但石頭會一再從山頂滾下來，他必須再下山推石頭上去。這樣的工作不停重複，永遠沒有成功的一天。薛西佛斯症候群跟所謂的「A型行為模式」（type A behavior pattern）又不太一樣，因為薛西佛斯症候群當中缺乏情緒的滿足。

薛西佛斯症候群的臨床案例多不勝數。多年來眾多研究人員發展出「工作疲乏」（job strain）的概念，指的是工作要求精神專注，可是相對地，工作提供的決策空間卻低得可以。工作疲乏的想法恰恰捕捉到薛西佛斯神話中那種「乏味的苦幹」。康乃爾的研究人員彼得．夏諾（Peter L. Schnall）、羅勃特．卡拉賽克（Robert Karasek）與同僚們經由研究證明，工作過度不僅帶來心理上的問題，引起舒張壓提高，心臟左心室肥大症也是常見症狀。

因此，也無怪乎許多對工作感到疲乏的人，其心肌梗塞的發生率偏高。我再強調一遍，這類工作主要是必須高度專注，可是又沒有決策空間的職位，例如，侍者、辦公室的電腦操作員、加油站員工、救火員、貨運搬運員，以及組裝線的工人。

不過，最近杜克大學醫學中心（Duke University Medical Center）進行一項研究，對白領工人進行冠狀動脈血管造影。研究結果顯示，工作疲乏與冠狀動脈疾病的普遍並沒有關聯。這個結果爲何會跟過去的研究結果有出入？原因並不清楚。如果加進多一點藍領階級個案，結果是否會受到影響？還是美國人克服工作疲乏的能力越來越強了呢？

約翰亨利症狀

任職密西根大學安娜堡分校（University of Michigan-Ann-Arbor）的流行病學家雪曼．詹姆斯（Sherman A. James），用約翰亨利症狀（John Henryism）一詞來形容特別容易受到工作疲乏影響的人。約翰．亨利是一首美國民謠中所描繪的英雄，他用一隻鎚子跟一個工具，想要力戰蒸氣鑽孔機，穿過山脈挖掘隧道。他的英勇之舉顯然是殊死一戰──任務達成，但他也死了。

根據詹姆斯的看法，約翰亨利症狀代表的是硬碰硬，明明狀況已經很棘手了，還硬要用傻方法處理。我們身邊如果有像約翰．亨利這樣的人，大概會有這種反應：「事情如果跟我想要的不一樣，我就再努力一點嘛！」要不就是「一旦下定決心，我會持之以恆，不達目標絕不放棄」。這種人多半具有內在制控觀（internal locus of control），他們認爲只要努力，愚公都可以移山。

這個想法與下列觀念不謀而和：有志者事竟成，萬丈高樓平地起。只要我肯奮鬥，有什麼辦不到的？你若生存在一個付出與回報成正比的社會裡，這個想法可能還有點道理。「可是如果生來就窮，在整個社會裡面，受教育是少數人的特權，工作機會僧多粥少，偏見跟種族歧視充斥。在這種環境之下，身爲約翰．亨利很可能是一場災難——努力再努力，還繼續相信萬般障礙終究可以迎面克服，卻沒有想到，有一些問題縱有再大能耐，永遠也超越不了。」有時候山是移不動的，再怎麼努力也一樣。

約翰亨利症狀多半隱含了強烈的孤立跟疏離感，成千上萬的工作者都體驗過這種感覺：在科技的長足發展下，工作者逐漸與未來、與社會斷絕關係。約翰．亨利沒有適時調整，還是繼續用他的雙手跟肌肉，靠著僅有的工具奮戰，但終究是螳臂當車。

我們身邊的約翰．亨利就跟薛西佛斯一樣，把勇氣跟精神全都掏光。高血壓是非裔美國人的主要毛病，工作會不會是造成這個毛病的原因之一？研究壓力的羅勃特．薩波斯基（Robert M. Sapolsky）說道：「一個人如果越像故事裡頭的約翰．亨利，罹患約翰亨利症狀中的心血管疾病風險也越高，非裔美國人之中的工人階級就是其一。」

隱私的矛盾

員工的績效表現被管理者「用電腦控管」的情形越來越普遍，這也是員工必須面對的問題之一。「用電腦控管」說起來挺客氣，對很多受雇者來說其實是監視與窺探。管理階層也知道，員工需要信賴跟自信才能全力以赴，用無形、無聲的科技來監督，只會帶給他們挫折，打擊他們的信心。

孤立可能過高，也有可能過低。矛盾的是，現代工作場所需要有社會互動，可是也同樣需要隱私。孤立並不盡然是那麼糟糕的字眼。

那麼，在工作場合中身體是如何受到忽略？走動與交談原本是身體對工作的實質參與，但我們在很多自動化的工作環境裡頭，這類行為卻很容易引起別人的不滿。花時間走到同事的座位，與對方切磋，最糟糕的話可能被當作在摸魚，要不就是被視為本身缺乏能力；跟電腦互動應該就足以應付所有的差事了，還跟同事談什麼天！

一九九〇年代的聯網辦公室降低過去所謂的「步行網路」（註一）的需要——不用再特別繞到供應室、檔案櫃、列印架、印表機、傳眞機或是別台電腦那去。文書處理除去了傳統打字的中斷問題；連線溝通，尤其是文件的影像化，更是免去工作時移動的需要。省下來的每一分每一秒或是作業的減少，提升了生產力，可是卻也提高了肢體「半癱瘓」的危險。

為了效能，大量仰賴機器的狀況越來越極端，好比浮士德（Faust）一般，為保青春永駐，不惜與惡魔打交道。一方面，辦公室的人想方設法要減少走動的需要，避免面對面會晤。另一方面，辦公設備則盡量配合人體工學，用設計精良的工具，減少坐著不動所造成的問題。

身體反撲

現代化的工作越來越靠腦力，身體也就越形孤立。可是我們發現，身體並不能忍受被忽略，它發出吶喊，企圖要吸引我們注意，似乎想要回過去對工作的參與感。它們的聲音我們聽到了。正如田納所說的：「身體在電腦工作中沒多被留意，現在它們開始報復——工作怠忽浪費時間，各行各業碰到的訴訟案例，以及員工索賠等等，都是身體反抗的形式。」

所謂的「累積性傷害」（cumulative trauma disorder）如今受到了關切，包括諸如腕道症候群之類的上肢疾病，均被認定是手臂和手腕因爲使用電腦時，不斷重複同樣動作而引起的。坐在辦公室工作的員工幾乎都有這類經驗，很多專家相信椅子在這些傷害中扮演了關鍵的角色。「累積性傷害」雖然很普遍，仍不及背痛的比率。辦公室僱員當中，患有背痛的案例比患有累積性傷害相關疾病的案例多出四十倍，甚至比碼頭裝卸工跟卡車司機要高。

此外，這些身體上的問題很難說沒有心理成分在內。有研究指出，波音公司（Boeing Company）在西雅圖—塔科馬（Seattle—Tacoma）一帶，患有下背部疼痛的三萬一千兩百個員工當中，白領、藍領所佔比率並沒有差別，不管你的工作是在裝配線上還是坐在桌子前面。最可能的原因是：通常在背痛發生之前的六個月之內，上司曾經以工作表現來進行績效評比調查。

工作的本質

當我們進行自己認為不值得的工作時，體驗到的是各種孤立與疏離當中最具毀滅性的一種。從事沒有用的工作，暗示了自己就是沒有用的；除非你有強烈的自我價值，否則我們會覺得自己像是被拋棄的人一樣，與外界斷絕聯繫。

非裔美籍歷史學家兼教育學家杜博斯（W.E.B. Du Bois）在他九十歲生日那天，寫了一封信給他剛出生的曾孫：「工作給你的回饋，在於你從當中得到的滿足，以及感覺被全世界所需要。有了這個，生命有如天堂；沒了這個，你只是在做自己鄙視、無聊透頂的工作，全世界都不需要它，那麼，此生有若地獄。」

有多少工作者懷疑自己的工作價值？多少人渴望一份工作，可以從中感受到生活的意義及生命的可貴與目的，幫助他們確立自己做人的價值？又有多少人是在工作中不得安寧，惶惶終日，擔心自己只會促進愚蠢消費或是破壞環境，可是又不知道怎麼找到更能實現抱負的工作？

我們就是我們的工作展現——不論好或壞。「任何人的工作，不管是文學、音樂、畫圖、建築或其他，都是個人的寫照。」英國小說家山穆爾·巴特勒（Samuel Butler）曾經如此表示。若我們說不出熱愛自己的工作，那就有什麼不對勁了。當這樣的情況繼續下去，我們終究要為工作造成的心靈疏離付出代價。詩人紀伯倫（Kahlil Gibran）說：「工作是愛的實現。你若只能以厭惡的心態面對工作，無法懷著愛而工作，那你最好離開這份工作，坐到寺廟的門口，接受那些熱愛工作的人的施捨還比較好。」

孤立與醫學

為什麼工作帶來的疏離，會讓健康醫療人員這麼擔心呢？事實擺在眼前，缺乏接觸所造成的健康問題，不下於薛西佛斯症候群跟約翰亨利症狀。越來越多證據顯示，與人溝通有益健康。社會脈絡越豐富，罹患各式病變的機率越低。就連動物都喜歡被撫觸，喜歡有人跟牠講話、有人關愛，更何況是人。稍後我們會提到一項對照研究，研究中兔子如果經常被抱、被摸，或是偶爾被拍一拍，就算給兔子吃的食物含有較高的脂肪，其冠狀動脈跟主動脈硬化的發生機率還是大幅降低。

這些議題也跟健康醫療專業者有切身關係。你可能會想，醫師必須常常回答病人的疑問，經常幫病人做身體檢查，免不了跟人有大量的互動接觸，所以醫療專業人員應該不會有與身體脫節的這類問題。可是醫師卻陷於與身體分離的趨勢中，跟其他行業的工作者沒有兩樣。醫師在工作中詢問病歷的方法跟形式已經越來越制式。有些醫師甚至預測，身體檢查將會成為失落的藝術，未來會被各式各樣的身體掃描及探測器所取代。就算是大量使用交談的精神科醫學，也正面臨轉型，時至今日，精神醫學偏好直接使用藥物，人與人之間的諮詢溝通已經不太需要了。

哪裡出了錯？

目前有許多企業行號紛紛採取行動，抵抗員工的孤離感，增加工作自主性。所採用的策略包括：

- 讓工作團隊負責多元的任務
- 員工共同分擔工作，提高工時彈性
- 提供員工在職訓練
- 採行開放的管理風格
- 賦予員工較大的決策空間

這些發展固然值得喝采。可是，現在想起來，當初何不亡羊補牢？的確，有一些問題如今看來是再明顯不過，奇怪的是，當初怎麼就看不到？按照田納的說法，我們是被一廂情願的幻想給迷惑了：

> 在現代化的過程中，辦公室的瑣事被自動化的監控、管理跟配置取代，一度給我們帶來錯覺，讓我們以為在這個新的時代裡，工作將更有益健康、更令人滿意。在工作場

所中，自動化預言人類創造力的黃金時代——只要單調沈悶的工作可以被電子裝置成功取代，我們就可以把精力放在其他創造事務上了。IBM的湯姆斯．華生（Thomas J. Watson）曾經信奉這句箴言：「機器應該做工，人類應該思考。」一九五〇年代，美國的重要人士預測最遲到一九八〇年，維生不再是什麼問題。

要相信這些預言，我們就得將自己賤價出售。很多領域的專家學者在在向我們證實，人類跟電腦機件沒有兩樣，頂多就是複雜一點。如果孤立跟疏離對中央處理機和顯示終端機來說不是問題，那我們也不用擔心自己；如果電腦不會感到工作疲勞，我們也不會。

很多人有如IBM的華生所呼籲的一般，宣稱在工作場所中只需大腦，不需別的。電腦似乎有無窮的潛力，它可以讓我們了解自己，我們把大腦的生理結構比做硬體，把「意識」（管它是什麼）比做軟體，藉以分析自己。不過，以電腦爲基礎的人類行爲模型，跟以動物爲基礎的模型，兩者同樣有一個特色——感覺都被略過不談。

縱使在了解人類精神作用上，電腦仍爲最佳模型，尤其在人工智慧這個領域，它爲研究者提供了許多寶貴的理論架構。可是用電腦來了解人腦到底有多大意義，還是讓很多人懷疑。「把大腦比做電腦，跟早期把大腦比做機器，大概沒有好到哪裡去，也差不到哪裡。」哲學家約翰．瑟爾（John Searle）如此表示，「我們說大腦是一部電腦，其實跟用電話總機、電報系統、水泵，或是蒸汽機來比喻沒兩樣。」

從內在轉化工作本質

效率專家、人體工學諮詢師與時間管理大師，沒有一個可以解決我們在工作場所中經驗到的孤立問題，因爲他們的理論缺乏想像力。我們眞正需要的是多加思索工作的本質，想一想工作在人類生命中的角色，以及人與人之間的互動關係。

作家勞倫斯（D. H. Lawrence）在詩作「我們都是傳遞者」（We Are Transmiters）當中，形容工作與生命的關係。我很滿意他的說法——工作是生命、流動、施予。

活著，我們就是生命的傳遞者。
若不能傳遞生命，生命也不會活躍。

若工作時，能將生命注入到工作中，
生命，與蓬勃的生機，加注傾瀉於我們身上，
隨時給我們精力，讓我們日復一日感受到生命的漣漪。

給予，然後你也會被施予
生命就是如此……
你要在未亮之處點燃生命，
哪怕只是堅持一條洗了又洗的手帕的潔白，
生命都有了意義。

在面對孤立所引起的問題時，我們應該隨時自我提醒：內在的自己，我們的心靈，才是我們精心構築的生活所在，而非一天要待上八小時的工作場所。生命的意義與價值也是由內體現出來的。太多人都把內在的騷動反射在外在的工作場所上；就算現代工作環境獲得改善，若非從內撫平孤立與疏離，我們對工作的不適永無解決之日。內在的平靜，才是成就感的眞正來源。

偉大的神話學家喬瑟夫·坎伯（Joseph Campbell）曾經說他不喜歡度假，因爲對他而言，工作就是玩樂。度假時完全將工作擺在一旁，不僅沒有提高愉悅，反倒還減少了滿足的感覺。

熟悉坎伯作品的人都知道其神聖的一面。我們有沒有辦法像他一樣，賦予工作神聖的一面呢？如果可以，我們也許可以理解本篤會（Benedictine order）爲什麼會有這句古老的訓言——「祈禱就是工作，工作就是祈禱。」

我們這個時代是不是太悲觀了，沒有辦法認眞看待勞力轉化的可能性？我相信希望還是在的，只要我們可以從內治療，工作就可以徹底轉化——除此之外，別無他法。美國詩人羅勃特・佛洛斯特（Robert Frost）在「泥濘時節的兩個流浪工」（Two Tramps in Mud Time）這首詩中，提到這個希望：

但是誰又會相信他們的這種區分？
我的生命宗旨在於結合
興趣和職業
就像我的雙眼，共同構成了影像。

譯註

〔註1〕：Sneakernet，將資料拷貝至磁碟片並直接帶往需要的工作站，在辦公室採用網路連線之前是少不了的工作。

【第四章】呑紙

一九九二年我受邀發表演講，地點是下加州（Baja California）一個豪華渡假勝地，以養生休憩聞名。內人芭芭拉、《另類醫療》（*Alternative Therapies*）資深編輯潔妮・阿胥特柏格（Dr. Jeanne Achterberg）以及該刊顧問之一法蘭克・琉立斯（Dr. Frank Lawlis），都跟我一塊同行。當地景致雄偉威嚴，群山環繞，高地荒原，天空澄淨碧綠。一天晚上演講到了一半，我突然發熱頭暈，覺得很不舒服。我費了好大的勁才勉強站住，撐過最後幾分鐘。這種感覺很可怕，同時我又不免覺得這個經驗很諷刺；我，來訪的醫師專家，卻在高談闊論健康議題時病倒了。老天爺是不是在教訓我，要我謙遜一點？我整個人虛弱無力，在芭芭拉的協助下，好不容易才走回房間。幾分鐘之內我感到前所未有的劇烈寒意，緊接著卻又發起高燒，全身不停發抖。我知道可能是敗血症，最好立即進行急救，可是因爲某些原因，我選擇待在原地，這我稍後會談到。

我太太是一位天資過人的護理人員，所以我很放心由她來照顧我。她通知潔妮跟法蘭克，他們兩位都是療癒師，每次給他們一看，我都感覺大有起色。法蘭克還是一位天生的巫醫，對他來說，鼓棒和響尾蛇的響環與看診室一樣令他自在。事實上，他在聖塔菲的辦公室簡直就像巫醫的窩穴一樣，有面具、響尾蛇的響環、羽毛，還有毛皮、圖騰跟物神偶像，另外有幾樣東西我看不出是什麼，到處都是。

我還是不停打冷顫，感覺寒氣沁入骨裡，我請法蘭克幫幫我，在一小張紙上寫一些字，只要他覺得有用就好，寫什麼都可以，唯一的限制就是不能告訴我他寫了什麼。法蘭克面露笑容——巫師準備迎接挑戰了。寫完之後我請他把紙折得越小越好，這樣我才不會看到。紙折好之後差不多跟一顆大藥丸一般大小，我跟芭芭拉要了一杯水，把紙吞下去。然後，我滿懷信心，感覺像是住在全世界最完善的加護病房一樣，躺了下來，閉上眼睛，任自己陷入無意識之中。

三天三夜過去了，我感到死神的召喚——精神錯亂，高燒不斷，一下有意識，一下失去意識，根本沒有力氣說話。芭比隔天發現好幾個人也病倒了，症狀跟我類似，有幾個人的病情相當嚴重，不得不緊急送回美國。我很倔強，非要待在原地不可。除了勉強喝下一些流質的東西，還有那張吞到肚子裡去的紙之外，任何治療我都不接受。慢慢地，我開始好轉，不過回到家好幾個禮拜之後，我才眞的恢復正常。

法蘭克與我們有密切聯繫。剛開始他對那張紙很失望，認爲那張紙一點用也沒有。可是我跟他說，我既然沒死，搞不好就是他的治療救了我一命。事實上，如果這張紙是藥物的話，我們可能早就爲它歡呼，感謝它將我自死神手裡搶了回來。

我選擇嚥下字跡潦草的紙張，並不是突發奇想，自創新的療法。我當時其實是在求助一種古老的治療風俗，這個辦法是我從賈克・華特（Jakob Walter）身上學到的，潔妮曾經借給我他寫的《拿破崙步兵日記》（*The Diary of a Napoleonic Footsoldier*），裡面有他呑紙的神奇經驗。這個人稍後我還會談到。

史上的呑紙案例

一八一二年六月二十二日拿破崙（Napoleon Bonaparte）進軍俄國，在此之前巴黎、漢堡、羅馬等均成其囊中物。根據作家路易斯．史奈德（Louis Leo Snyder）在《改變歷史的轉捩點》（*Great Turning Points in History*）一書的記載，拿破崙的策略很簡單：先拿下東方，再逼英軍投降。即使遭受疾病流行、俄國的惡劣嚴冬、下達的命令無法落實、將帥偏袒、士兵不服從、士氣低落、補給不易，以及俄軍的頑強抵抗等，拿破崙不顧逆勢照舊開拔。

拿破崙大軍曾經讓全歐洲聞之喪膽。可是到了一八一二年年底，這支軍隊毫無秩序，潰不成軍，在俄國大草原上橫屍遍野。法國軍隊大舉撤退，越過別列津納河時，俄軍緊追在後，法軍在驚慌中過河，數千名士兵要不是被淹死在冰冷的河水裡，就是在匆忙推擠之中被踩死。杜斯妥也夫斯基（Tolstoy）在《戰爭與和平》（*War and Peace*）裡形容拿破崙殘軍的慘狀，說他們好比一頭受傷的野獸，「感覺死到臨頭，自亂陣腳，手足無措。受了傷的動物很容易因爲一點風吹草動狂奔亂竄，反而因此讓獵人一槍打中，中槍之後還不停來回奔跑，加速了結自己的性命。」

拿破崙的貼身僕從康斯坦丁（Wairy Louis Constant）在回憶錄中寫到，越過別列津納河之後天氣變得很冷，甚至有鳥凍死在地。士兵坐在地上，用兩手護住頭部，身體往前彎，盡量減輕飢餓的痛苦，甚至隔天早上有人氣絕身亡時還維持這個姿勢。士兵的眉毛處有呼吸的水汽凍結，鬍鬚和鬍髭上冰柱連連，就算跳到營火裡也沒有燒傷的感覺，很多人乾脆就藉這個方法融化身體和衣服上的冰。砲兵爲了取暖，則把兩隻手交握放到馬匹的鼻子上。

這次撤退接近終了，步兵華特病得非常嚴重，忽冷忽熱，據他自己寫道，「我一直抖一直抖。」他病到沒有力氣，扛不動武器，只好把刀槍丟下，這顯示他病情相當嚴重，因爲對任何士兵來說，跟自己的武器分開是最悲慘的；任何英勇的戰將都會不計一切，避免這樣的事情發生在自己身上。

華特實在沒有辦法繼續前進，他跟兩位也發熱不已、「狀況危急」的同袍停在一個小酒館避難。華特描述到他們三人康復的過程：

隔天一位當地人來到客棧，問我們三個哪裡不舒服。我們告訴他我們三個人都在發燒。他說：「發燒？我可以幫助你們好起來。」他眞的做到了。他坐了下來，寫了三張紙條，接著給我們一人一張，要我們把它吃下去。我不知道他們是怎麼看的，至少我個人對這種事沒什麼信心，不相信會有什麼用。不過，我依然把我的紙條吞下去了。接下來，發抖到控制不住的狀況久久才出現，實際上不只我不再發熱了，我的兩位同僚也好了。整件事對我們來說非常神奇，我們相當開心，很感謝那位好人，沒有他，我們三個絕對難逃一死。

死者大道

美國西南部一個寸草不生的地方也發生過類似事件。這個地方叫做「死者大道」（Jornada del Muerto），這個橫跨新墨西哥州中部索科羅（Socorro）跟西瑞亞（Sierra）兩個郡之間的沙漠地帶，約有一百六十公里，既偏僻又險峻，美國政府第一次核子試爆就是在這裡進行的。此地山勢迫使格蘭德河（Rio Grande）向西，旅行者只能朝東前進。要越過這一大片一滴水都沒有的土地，困難重重，險象環生。

歷史學家兼小說家保羅·霍根（Paul Horgan）在其普立茲得獎作品《大河：北美格蘭德河歷史》（*Great River: The Rio Grande in North American History*）之中，描寫把寫了字的紙吃下去這個傳統——救了華特一命的祕方，正是此地名的由來。

一六〇〇年代，西班牙人極力想在布埃布洛（Pueblo，美國科羅拉多州中南部城市）原住民之間維持殖民地位，可是對部落的信仰又完全沒有概念。一六一〇年，他們沿著一條注入格蘭德河的小溪，建造聖塔菲這個基地。好幾年下來，聖塔菲只有一個小廣場，廣場周圍圍繞了幾座泥屋。在美國西南這麼龐大的區域，除了厄爾巴索（El Paso）這個小小的前哨之外，聖塔菲是唯一的西班牙城鎮。

西班牙人駐紮於此，天主教信仰使他們畏懼普沛布洛部落的迷信傳說，可是他們同時又眩惑其怪力亂神。霍根說道：「在聖塔菲，私底下的巫術活動在社會的邊緣蔓延，使人害怕，造成流言四起，疑神疑鬼。）好比印第安人去別人家裡當僕人，也會帶著其奧祕信仰一樣，西班牙女人會向印第安人懇求愛的藥劑跟草藥，確保心上人也會對自己有好感，或是請他們幫忙把丟掉的東西找回來，或用魔力保佑幫助自己達成願望。

有一回，一位年輕西班牙人獲准進到當地人的地穴裡去，地底下有一個房間，專做宗教儀式之用。這位年輕人故意用鑽子往自己身上刺，居然沒有流血，也不會痛。這個特殊技能被同行的小男孩看到，孩子回去之後馬上去跟西班牙官員報告。還有一次，在男孩和另外兩個女人也在場的情況下，年輕人用匕首跟小刀戳自己，依舊毫髮無傷。這群天主教移民被這些事情嚇壞了，相信魔鬼或巫婆一定就在附近。他們非得爲這些事情找到解釋不可。年輕人解釋說，一天在彌撒時，有一位從索諾拉（Sonora）隨著補給火車前來的德國商人，走到唱詩班，並在他身邊坐下。德國商人在幾張紙條上寫字，並告訴年輕人，如果年輕人將紙條吃下去，接下來二十四小時將可以刀槍不入。年輕人馬上吞下其中一張，之後，果眞發現刀劍已經傷不了自己了。他看到紙上寫著「+A.B.V.A. + A.D.A.V.+.」。

西班牙官員嚇壞了，警告天主教高級教士要留意聖多明哥小鎮。這位高級教士舉發德國商人，他因此被捕、審判，並關進牢獄。幾個月後他在一位印第安人的協助之下逃脫，沿著格蘭德河一路往南跑。五位士兵被派去追捕德國人跟他的同夥，他們在廣闊的荒漠上搜尋，到了轉向河川跟山脈東側的荒漠，在厄爾珮瑞歐（El Perillo）之泉附近找到一條藍色長褲跟一件藍色緊身上衣，內襯是水獺的毛皮，他們也在附近找到人類的毛髮跟被動物啃嚙過的骨頭。種種跡象讓他們斷定，他們要找的「德國巫師」應該已經被同行的印第安人殺死了。因此，他們以這位德國人的不幸遭遇為這塊荒漠命名，也就是「死者大道」。

吃下你的字

華特跟新墨西哥州殖民地德國商人的經驗，反映了一個歷史悠久的傳統——把寫在不同媒介上的祈禱文、《聖經》經文或神奇處方吃掉，媒介可能是紙條、水果、麵包，或是聖餐（Eucharist）的聖餅。在德文裡，這樣的紙條叫做「呑紙」（Esszettel）或「吃圖」、「吃畫」（Essbilder）。有時候題寫的字母看不清楚，可是只要配著水喝下去，據說一樣可以有效地傳達出字母或字句的力量。這個傳統聽起來比較像是異教徒的風俗，可是這個民俗多少也影響了基督教的信仰，好比麵包要進烤箱烤或要吃之前，會先在表面上畫個十字。這樣的傳統很普遍，在法國、義大利、德國跟俄國都可以看到。

根據位於德國西北的荷斯敦州當地的信仰，發高燒的病人應該在紙上寫下「高燒走開，某某人不在家」，然後把紙條吞下去。一四五二年有一份報告指出，人們會在蘋果、鉛製品或其他東西上面寫字，送給人吃或戴在脖子上。有時候人們會把鵝毛筆倒過來，在墨上沾過，再用它把處方寫在奶油麵包上面，然後連續三個星期五，在日出之後、日落之前，把麵包送給病人。在德國第二大州薩克森，你可以把這種奶油麵包送給被瘋狗咬到的人，二十四小時之內都有效。另外一種說法是以曾用來爲逝者縫製衣物的針寫下神奇祕方，然後把寫了字的紙在煮牛奶時冒出的蒸汽上加熱，給患癲癇的孩子配著奶油麵包一起吃掉，可以達到治療的效果。治療發燒則要吃三顆杏仁，杏仁上面各刻有一些特別的符號。另外還有一種治療方法，是把薑餅切成三吋大小，每塊都小心寫上字，再讓病人服下。

吞紙不只對人有效，給狂犬吃也有用，或是可以用來餵食其他動物，預防不育。預防狂犬病也有祕方，這想必是最早的一種免疫形式。

當人類踏著穩健的步伐朝啓蒙時代前進，這些信仰可能被我們視爲迷信，不過，在把這些做法拋卻腦後之前，我們應當多加深思。我們讓孩子吃動物形狀的餅乾，是不是我們的潛意識也有相似的慾望？在烤薑餅小人上面寫字裝飾，再一寸一寸、剁手剁腳地將它吞到肚子裡面，是不是與某種古老的傳統相呼應？

同樣地，「吃」藥跟古時候的吞紙不謀而合。藥廠在藥丸跟膠囊上面印上數字、名稱跟精細的符號，他們可能不會當這是神奇處方，可是所寫的不同字樣，的確代表了不同的藥效。拜爾（Bayer）製造的阿斯匹靈，上面印有著名的「拜爾叉叉」，比起有同樣作用但沒有商標的阿斯匹靈，好像就是多了一點額外的效果。

顏色也和療效有關係。在一項研究中，給醫學院學生服用藍色跟粉紅色兩種抗憂鬱膠囊，結果有別，一種是鎮靜，一種是興奮；攝取藍色藥丸的學生明顯感到睏意，比吃粉紅藥丸的學生人數多出兩倍，可是兩者其實都是「假藥」，沒有具體療效。

解釋呑紙之所以有效的陳腔濫調，就是視其爲安慰劑（placebo）效應——主要是正面思考、正面聯想，以及樂觀的力量在發揮作用。不過，在把呑紙的作用歸功到心識之前，我們也不妨想想，除了心理作用以外，是否還有別的原因？只要稍微想像一下，我們就可以得出許多唯物觀點的假設：墨水裡面的碳可能具有吸附作用，可以把胃腸的毒性物質黏住。寫了字的紙或麵包可能因微生物而發霉，最後起了抗菌作用。誰知道古時候呑紙的人，還把哪些具有醫療價值的東西一起吃到身體裡面去了？

或者另一個爲我所嚮往的可能解釋——吃紙可能是移情的轉化媒介，承載了提供者的意念、想法、希望或是祈禱，也就是傳統上所稱的通靈治療（psychic healing）或是靈療（spiritual healing）。

媒介物與治療

前人在紙上寫字可以帶來療效，你也可以說這種說法是穿鑿附會，不過，事實上現代醫師不也在紙上寫字嗎？所謂的處方箋上面有很多根本是毫無效果的藥物，有些甚至有害。呑紙含有神奇象徵，處方箋同樣也有自己的特定符號：處方箋用的「Rx」，在古老拉丁文裡是「處方」的標誌。

現代的「呑紙」，跟中古世紀歐洲在紙上寫下祕方的方式，兩者有無雷同？不管寫的人是中世紀的民間療者、巫師，還是現代化穿白袍的醫師，也不論其中所謂的意圖究竟是叫做想法、願望，還是祈禱，我認為兩者都具有使提供者的意圖正當化的作用。呑紙也好，現代化的處方箋也罷，它們可能正是讓醫療發揮效用的中介。

幾乎所有的治療者都會藉由某種媒介來象徵並運用他們的力量，內科醫生就有很多，從白袍、聽診器、艱澀的語彙，以及電腦斷層掃描，到千百種藥丸和手術步驟，全都可以令門外漢望而生畏。一般人大多不以為象徵的東西可以實際發揮功效，不過，我懷疑我們可能都錯了……

我有一個十幾歲的病人大衛，十年前他在一場車禍中，頸椎第二節跟第三節中間斷裂，傷及脊髓，有生命危險。大衛的神經科醫生相當確定他難逃一死，遂取消核磁共振造影（MRI）的指示。他把大衛頭顱兩邊架住，把他固定好，避免他的脊髓繼續受損。接著為他加裝人工呼吸器和餵食管，送到加護病房，好讓家人在他去世之前還能看他最後一眼。

家人聽說大衛無法自行嚥食，也無法自行呼吸，頸部以下沒有感覺也動不了，恐怕熬不過當天晚上。醫師解釋說，大衛只有一小段脊髓組織沒有完全斷裂，他能撐到醫院接受緊急治療已經很不錯了。醫生請家人祈禱奇蹟會出現，不過馬上又加了一句，他自己是從來沒有看過這樣的奇蹟。

可是大衛並沒有如醫生預測的那樣，當晚撒手人寰，所以氣管造口術接著施行。雖然沒有什麼進展，可是他意識清醒，想要開口說話。大衛的家人極力辨別他的唇形，但他口齒不清，家人搞不懂意思，這讓他又惱又怒。他痛恨呼吸器，一心只想把它拆掉。

大衛的家人信仰基督教，他們對療癒（healing）很有信心。根據他們的信仰，在一個具有治療效果的東西上面抹油，再放到需要的人身上，這麼做可以傳遞療效。在一群信徒中間傳一塊布，每個人都將布握在手中並祈求療癒，再將這塊布放到需要治療的人身上，這也是常見的做法。大衛的教會團體替他祈求了一塊，他父親把它帶到醫院，綁在大衛左臂上方。

大衛不准醫院的人把布拿掉，因爲擔心治療的效力會消失，就算髒了也不讓人家洗 。除此之外，大衛還麻煩教會的人特別祈禱，讓他早日呼吸正常。他的家人則又用另外一塊布讓教會裡的人祈福，然後別在大衛胸口。

意外發生之後十年，大衛的呼吸順暢，不再需要人工呼吸器，飲食也很正常。他不需要幫助就可以自己移坐到輪椅上，用一根拐杖或是藉一點外力維持平衡，走好幾步路都沒有問題。他學會駕駛一輛特殊設計的箱型車，可以自己去大學上課。大衛的神經科醫師還是不能相信這個奇蹟，也對大衛的復生跟進展提不出任何解釋。

媒介物實驗

蒙特婁麥克吉爾大學（McGill University）的葛瑞德（Bernard Grad）曾經進行過一些研究，探討媒介物對治療的影響與作用，在同類研究中是最具獨創性的。

在一個實驗中，葛瑞德研究精神抑鬱會不會對植物生長造成負面作用。一般相信，有些人天生是綠手指，可能是思考與情緒作用造成的。葛瑞德的實驗概念多少與此呼應，他推論，植物若由憂鬱的人澆水灌溉，會長得比較慢，反之若被樂觀的人灌溉，則明顯比較綠意盎然。因此，他們設計了一項控制實驗，請一個有綠手指的人跟精神病院的病人來進行——病人一男一女，女性患有精神官能性憂鬱症（neurotic depression），男有精神病憂鬱症。

這三個人手上各拿一個封住的瓶子三十分鐘，然後用瓶子裡面的液體來澆灌大麥種子。綠手指這位信心十足，心情也很愉快，結果他的種子長得比其他兩位的還快，也比對照組的種子長得快。出乎意料之外，患有精神官能性憂鬱症的這位女士平日意志消沈、神經過敏，可是對這個實驗卻興高采烈，詢問種種相關問題，顯現出高度興趣。她把瓶子放在腿上，像母親抱小孩似地搖來搖去。她的種子長得也比對照組的快。患有精神病憂鬱症的這個男人拿著瓶子的時候情緒激動、沮喪，結果他的種子長得比對照組慢。葛瑞德的研究顯示，情緒會影響治療，帶來的效果可能是正面的，也可能是負面的，而實質的物件會傳遞這些影響。

葛瑞德還請來一位治療師，做了一個類似的實驗。含百分之一鹽分的水澆在大麥種子上，會破害種子生長。葛瑞德用鹽水來作實驗，看看治療師握過的鹽水，能否減輕鹽水對生長的延緩作用。治療師應該沒有眞的對這杯鹽水先行「治療」，可是三次實驗得到的結果相似：用「治療」過的鹽水灌溉的種子，發芽與生長的情況比用一般的鹽水灌溉的種子來得好。這個研究明確指出，治療的意念也許可以透過間接的工具或媒介傳遞出去。

葛瑞德另外進行了一項實驗，他從老鼠的飲食中去除碘的攝取，使牠們罹患甲狀腺腫，然後施以硫尿嘧啶（thiouracil）。甲狀腺成長率是由老鼠的甲狀軟骨重量來斷定，七十隻老鼠被分成三組：一、基本對照組，不接受任何治療；二、治療組，老鼠住在特殊的箱子裡，星期一到星期五每天兩次、星期六一次，會有一位治療師抱住這個箱子；三、溫度控制組，老鼠被關在籠子裡加溫，溫度控制在跟「被抱」的那組一樣，時間也一樣長。實驗結果發現，治療組老鼠的甲狀腺成長，明顯比另外兩個對照組慢很多。

葛瑞德將這個實驗略做變化，把三十七隻老鼠分成治療組跟對照組，在牠們的飲食裡增加促進甲狀腺腫的元素。這次的治療藉由中間媒介物進行：治療師將羊毛或棉布放在手裡十五分鐘，第一天一次，接下來實驗的二十四天一天各兩次。治療組每個籠子上方各放了十公克「被醫治過的」棉布跟羊毛，每個籠子裡有四到五隻老鼠。一星期六天，早上跟晚上各放一個鐘頭。而對照組的老鼠籠子裡擺的棉布跟羊毛則是沒被治療師碰過的。實驗結果，接觸到治療師拿過的媒介物的老鼠，甲狀腺發展情況明顯比對照組慢很多。

葛瑞德的研究都是精心設計的實驗結果，值得所有對精神意圖、祈禱及媒介物影響治療等題目有興趣的人注意。他的研究也不是科學界僅有的例子，根據記載，至今約有一百五十項與「療癒」相關的研究，探討人類可否發揮心理作用，對遠方的生物進行治療。這些研究之中約有三分之二的結果是正面的。這些結果並非已知的生物機制可以解釋，也因此挑戰了我們對意識的既定理解（也可能是一大機會），我將在本書的第十一章〈回歸祈禱〉再作深入探討。葛瑞德表示：

造成這些生物反應的力量以及其中的機制，不見得都可以解釋得清清楚楚……療傷實驗跟植物種植均已經證實，所謂的「按手禮」作用（註一）至少由某些人執行起來，具有客觀而明顯的效果。而因爲施行的對象是動物及用鹽水澆溉的植物，也較難被解釋成是因爲心理作用……此外，這個現象不管在幾經演化的高等動物身上，例如老鼠，或在大麥種子這樣的有機體上均可看見。不論這種效果的肇因爲何，此一事實說明了一個最根本的特質……這些實驗顯示的種種現象，讓我們重新看待人、動物與植物之間的關係。

縱使很多人相信祈禱，這些人卻從未用過具體的東西或物件來作爲祈禱的媒介，例如祈禱布或是聖水。對他們來說，這種習俗古怪不當，不合時宜。可是，不論他們有沒有感覺到，祈禱終究是有媒介存在的，因此才有代禱（intercessory prayer）——當我們爲他人祈禱，我們自己本身就是媒介物件——居中之物，將受禱對象與慈悲有力的主宰連結起來。

向醫院說不

回到我自己生病時求助的媒介——呑紙，我後來一直在分析，當時爲什麼堅持不上現代醫院。我太太最近在蒐集南丁格爾（Florence Nightingale）生平的資料，她找出南丁格爾的一份報告「澳洲原住民民族紀實」（Note on the Aboriginal Races of Australia），內容値得深思。南丁格爾引用珀斯主教（Bishop of Perth）哈爾博士（Dr. Hale）的話：

> 我很抱歉我得這麼說，窮困的原住民生病時不可能忍受得了醫院的任何限制——他們徹底反抗所有的規定跟管制、例行住院治療之類的事情……他們生病時宛如脫韁野馬，管都管不住，這應該不只是心神不寧……對他們來說，老是覺得在任何別的地方都比在這裡好。

南丁格爾觀察到，澳洲原住民多會自醫院逃脫。維多利亞灣的薩瓦多主教對她敘述：「幾個星期之後，所有認識這位快要死掉的原住民的人，都以為他死了，屍體應該早就入土了。結果他卻離奇地恢復健康，還健步如飛，強壯得不得了。」

我並沒有從醫院溜掉，可是就如南丁格爾報告中提到的原住民一樣，我並不想讓自己被關在醫院裡。這不是亂來，我是內科醫師，我很清楚自己當時的情況有多嚴重，可是我還是願意用生命做賭注，堅持不進醫院。

這個經驗讓我正視我對自己的職業所存有的矛盾心理。這種感覺並非只有我有，美國數千名醫師也都有同樣感覺。茱蒂絲．派翠瑞醫師（Judith J. Petry）就是一例，她放棄外科醫生的工作，現在在佛蒙特負責療癒工具專案計畫，並在西敏斯特（Westminster）擔任另類醫學與輔助醫學方面的諮詢顧問。她在一九九八年《另類醫療》第三次年度座談的演說中提到：她為什麼要放棄醫生的工作？「我的答案始終不變，因為行醫已經不再能實踐我的信念了。我覺得受限，好像活得不完整。令我訝異的是最不能理解這個想法的人，居然就是外科醫生。我的醫學同僚、朋友，甚至是不認識我的人，一想到手術就搖頭，他們明白進行手術並同時要保持自己的健康，是多麼不可能的事情。很多人提到自己或家人動手術的經驗，要不是讓人不舒服，就是讓人感到可怕。」

派翠瑞醫師能言善道，歸納出醫師之間越來越普遍的問題。她的話引起大眾的共鳴，可見上百萬人會受另類醫學吸引，並不是沒有原因的。史丹福大學（Stanford University）醫學院的研究員阿斯汀（John A. Astin），曾在《美國醫學聯盟期刊》（*Journal of the American Medical Association*）上發表〈爲何病人要接受另類醫學的治療〉（Why Patients Use Alternative Medicine: Results of a National Study）一文，指出選擇醫療方法背後的心靈因素：

> 接受另類醫療的患者，比較可能會說自己曾經有過轉型的經驗，這類經驗改變他們看待世界的方法。他們會接受另類醫學，可能是反映了文化模式對於生命、靈性與世界本質的信念有所轉變……對他們而言，在一個納入靈性跟生命意義的大背景下治療疾病是很重要的……
>
> 現有研究結果支持以下看法：對很多人來說，使用另類療法表示抱持著更開放的價值觀、更多元的文化信仰。經由另類療法，我們能以更完整、更靈性的態度來面對生命。

但選擇完全只靠非正統的途徑復原，並不是多數人採用另類醫學的方式。阿斯汀強調：「大部分人似乎結合另類療法跟傳統療法，而非以前者取代後者。」若可同時求助於另類療法跟正統療法，我也傾向使兩者相輔相成，運用於生活中。

食物：通向神性或魔性的管道

吞紙是把好的影響吃到身體裡面，跟基督教的普遍習俗相較，這根本算不上瘋狂。聖餐，或稱爲敬頌聖禮（Holy Communion），眾人相信神聖的食物在被吃掉的同時轉化成耶穌的身體。

魔鬼可否也經由我們吃下去的東西進入我們的身體？從《聖經》的訓示來看，答案是肯定的。耶穌告訴十二個門徒，其中有一個會背叛他之後，他給了猶大一片麵包。猶大吃了以後，撒旦竄到他的身子裡，他即刻跑出去安排反叛耶穌的事宜。在進食之前先行祝禱，可能就是怕食物會成爲惡魔介入身體的工具。

中世紀的歐洲，人們很認眞看待透過吃喝使靈魂進入身體的可能性；爲了得到心上人的垂青而施的咒語，就是這種想法的應用。哈佛神學家摩頓．史密斯（Morton Smith）在《耶穌是魔術師》（*Jesus the Magician*）一書中提到：「對著杯子念咒語，念七次：『你是酒；你不是酒，你是雅典娜（Athena）的頭。你是酒；你不是酒，你是陰府之神（Osiris）的內臟；埃奧．帕克貝斯（Iao Pakerbeth）的內臟；伊蘇（Eternal）太陽……進入某人腹內，請即刻讓她愛我，至死不渝。』」

要區分吞紙所產生的作用究竟是來自實際吞下去的東西，還是來自想像，向來不是易事。人類學者麥可．哈納（Michael Harner）主持過一個跟巫術有關的研討，內人跟我也去參加了。哈納博士的討論方法相當戲劇化，他與所有參加者圍成一個圓圈坐下，沒有多做說明，就動手做了一個咖啡色紙袋，然後從裡面拿出一根多節乾巴巴的根，使勁拉了一塊下來，嚼了嚼吞下去。接著，他很客套地說道：「你們不一定要這樣做！」隨即讓那個玩意兒在團體裡傳了起來。當然，沒有人拒絕。哈納博士又指示：「現在，到外面去。仔細留意樹上的葉子，草的葉片形狀，仔細觀察雲。一個小時後回來，我們來分享彼此的經驗。」一個小時後，整群人重新聚在一起，每個人的意識狀態都已有所改變。最後有人問道，「哈納博士，那個東西究竟是什麼？」他回答：「你家裡廚房可能也有，那是生薑的根，很好用的調味品，不是什麼迷幻藥。」

這麼簡單的示範，田納博士的論點切中要點：眞正重要的是吃的人，而不是吃下去的東西。

營養眞的失衡嗎？

種種與媒介物有關的傳說，以及葛雷德對這些傳說所作的控制實驗，在在顯示意念可以改變物件的效果，並對身體發生實際影響。那麼，這種作用是否包括我們所吃的食物呢？

今天的營養科學家大多視人體爲一個「黑盒子」，我們把食物吃到胃裡面，經過化學作用，到最後都會排泄出來，人人皆如此。這個方式恰恰呼應達文西（Leonardo da Vinci）這句格言：「人跟動物都只是食物的通路跟管道。」營養的祕方就在於找出應該放什麼東西到盒子裡。

雷內・杜博斯（Rene Dubos, 1901-1982）是一位微生物學家、生態學家、哲學家，也是二十世紀最知名的科學家之一。他對營養需求的差異有極大的興趣，也就是人類能夠維生與成長所需的營養有極大的不同。他提倡營養個人化的概念——一個人的營養所需跟他的生活脈絡緊密相連。

杜博斯並不否定營養概論的價值，可是他堅持應將個體差別考慮進去。他舉出兩位有名的醫生爲例來支持這個看法，一位是亨利．威廉．威爾許（Henry Willian Welch），二十世紀在美國醫療跟公共衛生科學領域成就斐然的人物之一，另一位是奧斯華德．愛佛利（Osward T. Avery），以傳染病研究聞名，也是第一位提出DNA影響遺傳特徵的醫師。威爾許跟愛佛利一般高，都進過醫學院，兩個人大半輩子的心血都花在醫學研究上。他們都是單身，抽很多煙，幾乎從不運動，講起話來滔滔不絕。可是在飲食習慣上，兩人可是南轅北轍。

威爾許享受美食，胃像無底洞。他偏愛奢侈、調味精緻的食物，嗜甜無度，常常難抵誘惑，飯後還要來幾盤冰淇淋（在那個時代，冰淇淋可是用貨眞價實的乳脂作成的）。威爾許也很難抗拒美酒，葡萄酒與烈酒他都愛。他很驕傲自己最激烈的運動，就是晚上回家把鞋子脫掉，早上再把鞋子穿上。他早年就開始發胖，性格開朗，愛開玩笑，到去世之前都還非常活躍，八十五歲那年死於癌症。

相反的，愛佛利吃得很節制。對他來說，理想的一餐是兩片土司，幾葉生菜，加上幾杯咖啡。「我們過去老說要他保持營養均衡，大概比調整大氣層裡面的含氮比例還難。」杜博斯寫道。杜博斯與愛佛利相識的三十年，愛佛利的體重從來沒有超過九十磅，可是他在實驗工作跟科學議論上卻一直都精力無窮。他有輕微的甲狀腺機能亢進，有一段時間他的研究計畫不甚如意，讓這個毛病變得更爲嚴重。經過手術加上幾個月的休息，他才又回到研究室繼續工作。愛佛利七十九歲死於癌症。杜博斯表示：「就我所知，沒有人對威爾許和愛佛利做過營養學研究。你可以理所當然地認定，先天的基因差異，使兩人的飲食態度及健康狀況南轅北轍。可是也可以假定，他們的進食習慣跟新陳代謝受到其他生活層面深深影響，說不定他們早年的經驗也是影響的因素之一。要創造人類營養學這門學問，光是具備對食物的知識是不夠的。」

一項針對印度乞丐的研究，發現他們的飲食中長期缺乏熱量、鐵質、鈣質、磷、維他命A、B、C、D，以及動物性蛋白質。可是，只有百分之四的乞丐有明顯的營養不良症狀，X光顯示多數人的骨架都正常，鈣質也沒什麼問題，這些發現令研究人員大驚失色。在女乞丐當中，這樣的飲食對懷孕或哺乳並沒有特別不良的影響，甚至在這群乞丐裡面的孩童，成長率也只比正常孩童略低一些。

人類怎麼能夠忍受這麼糟糕的飲食習慣呢？杜博斯相信，長期缺乏營養會促成身體做調整，適應營養攝取不良的現象。一九四○年代他參與瓜地馬拉的一項研究，瓜地馬拉村落居民的營養狀況相當糟，很多人因爲小時候病毒感染喪生。杜博斯寫道：

能夠活下來長大的，雖然身材短小，表面上很虛弱，可是他們的力量卻比精力充沛的歐洲人或北美洲人還要大的多。在肩膀上扛重擔走遠路，在山間上上下下，對他們來說是易如反掌的。生理學研究顯示，他們以這樣的飲食習慣可以存活，同樣一套飲食方法要是用在歐洲人或者是北美洲人身上，老早就餓死人了。再者，這些人瘦骨如柴，從我們的標準來看簡直嚴重營養不良，但他們卻可以活到很老。

我要強調的是，如果我們不考慮情緒跟心理，一昧以生理爲基礎，企圖從中找出營養學的公式，那麼據此得到的理論永遠都是偏頗不全的。

對食物反感

身體才是健康的主宰，而不是吃到身體裡面去的食物，很多人都對這個說法感到習以爲常。不過，我還想要提出另外一種可能性——食物可能扮演了媒介物的功能，像是呑紙跟祈禱布，之中充滿了與願望、祈禱、意念與思考有關的力量。

萊爾．華生（Lyall Watson）在《萬物根本》（*The Nature of things: The Secret Life of Inanimate Objects*）一書中也抱持相似立場：「我是生物學家，我所受的專業訓練是區分什麼是生物，什麼是非生物，並辨別生命參數，集中注意力在具有某種複雜程度的有機體系統上……不過……生命，其實不容易定義。就算完全無機的『物體』沒有生命，有時卻可能表現得好像是活的一樣，甚至帶有感情。」

華生相信，物體會採集我們的「情緒指紋」（emotional fingerprint）。「因爲長期與生物的密切接觸，被灌注感情……我們可以賦予這些東西一定的價值，藉此改變它們，並以某種微妙但重要的方式，改變它們與世界的互動。這包括我們所吃的食物嗎？

現今，我們跟食物之間不再享有親密、友善的關係了。哥倫比亞大學（Columbia University）教育學院營養學及教育學退休教授喬恩．谷叟（Joan Gussow, Ed.D.）表示：「整個社會普遍出現飲食失調的現象。與歷史上任一時期相較，我們跟食物的對立非常嚴重，這是前所未有的。」

從前我們在餐前會對著食物祝禱，但是現在我們對食物的不信任，幾乎是到了在吃東西之前要將食物解咒的程度。保羅．羅勃茲（Paul Roberts）在《今日心理學》（*Psychology Today*）雜誌中寫道：「事實是，美國人對食物的擔心不是在於吃得夠不夠，而是唯恐吃得太多了，要不就是擔心吃得安不安全？吃的東西會不會構成疾病？能不能延長壽命？有沒有抗氧化劑？是否太油？油脂種類對不對？會不會對環境造成不良影響？是不是提供了致命微生物成長的溫床？」

社會富裕也是問題之一。我們衣食無虞，吃或不吃，都不須再跟自己過不去。「我們已經將烹調與飲食的感覺——我們最基本、最重要，也最具意義的樂趣之一，轉化成一種矛盾。」賓州大學（University of Pennsylvania）心理學教授保羅．羅沁（Paul Rozin）表示。羅勃茲則說道，食物已經如此豐盛，「我們可以自由自在安排今天要吃什麼，明天又要吃什麼——可以爲健康、流行、政治，或種種不同目的而食。結果，我們採用無涉生理或營養的方式繼續進食……這些方法可能會讓祖先目瞪口呆。在烹飪上，這等於是我們時間太多了。」

營養訊息也助長我們的困惑跟焦慮。例如，從一九八一年開始，科學家強調可溶性纖維有益於降低膽固醇，特別是燕麥片。連我所任職的達拉斯診斷協會（Dallas Diagnostic Association）也被這股對可溶性纖維的狂熱侵襲。可是到了一九九〇年，當美國人已經愛上了燕麥片，波士頓一研究團隊卻反而懷疑燕麥片的好處。法蘭克・薩克斯（Frank M. Sacks）跟他在哈佛大學醫學院以及百瀚婦科醫院（Brigham and Women's Hospital）的同僚，在二十位醫院員工的鬆餅跟主菜裡面放了特別準備的「營養品」。有六個星期的時間，一半的人攝取含有燕麥片的高纖維食物，其餘的用低纖維的全麥乳脂跟白麵粉取代燕麥片。休息兩個星期之後，兩組人的補給品互換。

結果顯示兩種飲食方式都沒有影響到血壓，兩者均降的血清膽固醇百分之七至百分之七點五。在降低膽固醇的效用上，兩種飲食之間看不出有任何明顯差異。這個研究雖然不算特別縝密，但是研究人員從這個簡單的研究之中得出一個結論：在膽固醇指數正常或是明顯偏高的人身上，「燕麥片降低膽固醇的作用並不高。」不過他們仍舊建議擔心膽固醇過高的人，最好還是在食物裡面增加複合性碳水化合物，「不論纖維含量多寡。」

這樣的爭議對我們跟食物的關係會產生什麼影響？食物從我們這裡吸收到什麼樣的「情緒指紋」，以致於它們在我們身上引發這麼多的矛盾呢？

食物政治

還記得古老的美好時光嗎？對營養的選擇只會影響到我們自己？現在我們才開始了解，我們對食物的選擇，影響到的不只是自己，也會影響到地球。這是美國科學促進協會（American Association for the Advancement of Science）年度會議時，在一場座談中發佈的訊息，座談會的主題是「飲食建議的改變對全國的影響」。與會者不僅檢視「好的」飲食對健康的影響，同時也提到對土地、水質、燃料、礦物質的好處，甚至可以降低生活成本，提升就業率，促進全球貿易平衡。大約百分之九十的穀類跟豆類，以及百分之五十捕獲的魚類，都進到家畜的肚子裡。美國農業部的潘恩（J. B. Penn）提到，飲食的改變從動物類產品轉變成蔬菜、穀類跟水果，會導致農人的遷徙跟重新訓練。當食物的成本降低，個人消費會轉移到其他的經濟支出。例如，肉類比含有等值植物性蛋白質的食物要貴五到六倍，平均家庭預算一年得增加大約四千美金才有辦法吃動物性食品，其中包括相關醫療成本。

降低攝取動物產品的益處不勝枚舉，油、礦物跟農產機械的進口需求會因此降低，豆類、穀類的出口得以提高，如此一來可以降低貿易赤字，減輕我們對國外能量供應的依賴。所以有關對食物的恐懼，我們現在還可以再加上罪惡感一項——擔心食物選擇不只危害到自己，還會對地球造成損害。沒有人曉得恐懼跟罪惡感對食物的消化吸收有什麼影響，不過，肯定沒有好處。

罪惡感在營養學上一直都插了一腳。幾代以降，媽媽們要我們把盤子裡的東西吃乾淨時，經常是這樣警告我們的：「中國的小孩餓肚子、沒飯吃，你還人在福中不知福！」不過，比起食物會給全地球帶來不良影響，母親加在我們頭上的罪惡根本不算什麼。亞馬遜雨林幾千英畝的土地為了牧牛被整個夷平，好供應製作漢堡需要的牛肉。一九九八年夏天，墨西哥南部發生了幾場大火，在北風的吹拂下，德州因此籠罩在濃煙密霧之中。這幾場火是故意放來清掉牧草的，目的在於提供美國牛肉工業發展的空間，當你知道了這些事實能不心痛嗎？全球約有十億人帶著飢餓感入睡，要是改吃素漢堡有可能降低這個數字，你又有什麼感覺？

長久以來，美國的飲食習慣受社會壓力影響。英國人類學家瑪麗·道格拉斯（Mary Douglas）表示，二十世紀終了之前，美國人的飲食習慣有一個固定模式，她戲稱為「1A＋2B」：一份肉，加上兩小份蔬菜或澱粉。

營養得當也常常會被冠上政治正確的帽子。脫口秀主持人歐普拉（Oprah Winfrey）一九九七年被德州牛肉業控告，因為她影射「狂牛症」對健康的潛在風險。這場戰爭被媒體廣泛形容成是開放與保守的意識型態之爭。歐普拉代表左派，激進、素食主義思考；德州畜牧者代表了鉅資、企業化經營的牧場，具右派保守思想，跟膽固醇同一邊。在這場戰爭中，畜牧業者後來輸了。

食物道德也是我們判斷別人的標準之一。亞歷桑納大學心理學家理察·史坦因（Richard Stein）與卡洛·紐默洛夫（Carol Nemeroff）進行的一項研究顯示，以水果、自製全麥麵包、雞肉跟馬鈴薯為主食，飲食習慣良好的學生，傾向被實驗對象評等為較具道德、可愛、吸引人、體格標準。如果告訴實驗對象，這些學生飲食習慣「不良」，愛吃牛排、漢堡、薯條、甜甜圈跟甜份加倍的聖代，實驗對象就會對他們有相反的印象。

在一九二〇年代，美國消費者只有幾百樣食品可以選擇，沒有幾樣是產自知名廠牌；到了一九九五年，市場上新產品有一萬六千多種。時至今日，我們被淹沒在眾多的食物選擇之中。面對這種情況，很多人舉雙手投降，採取「這有什麼用」的態度，堅持只吃讓他們覺得舒服的食物，不管對身體好還是不好；要不就是搖擺於「飲食分裂症——偶爾吃吃健康的東西，以平衡平常對自己的放縱；可能哪一天吃了三塊巧克力蛋糕，隔天就只吃纖維食品」，正如羅勃茲在《現代心理學》上的文章所說的那樣。

出路？

我不知道這種被食物折磨的態度有沒有解藥，不過，我擔心我們可能正在參與一項更大的實驗而不自知。我們創造了大量看似食物的中間媒介物，並對這些東西產生負面的態度，而這種態度可能會危害到我們自己。

食物真的那麼糟糕嗎？別擔心，沒那麼糟，健康的食物仍舊比比皆是。把我們的態度拿來跟法國人相對照：「法國人對食物不存矛盾心態，幾乎純粹當它是一種歡樂的源泉。」羅沁表示。

幾位專家也開始探討營養與靈性的關連，提出諸多報告，這個現象相當鼓舞人心。此外，我也認爲，將古老的傳統——齋戒禁食運用到現代生活之中應該有所幫助，這可以讓我們對食物重拾敬畏之心及感激之情。暫時跟食物隔絕恐怕才是最佳良方，足以緩和我們對食物的矛盾情結。我不是在說假禁食——「只喝果汁」或「只吃水果」，這樣根本算不上禁食，我指的是完全斷絕食物攝取，只補充水分。禁食也許可以讓我們了解，「吃得健康」只是取得營養的方法之一，而且作用有限。靈魂跟身體一樣，需要同等的滋養。正如法國美食家布里亞—薩瓦藍（Anthelme Brillat-Savarin）在一八〇〇年代早期所說的：「事實上，飽嚐一頓美食之後，心靈跟身體都會享有一種特殊的滿足……同時精神也會更加敏銳。」

譯註

〔註1〕：aying on of hands，「按手禮」，猶太人慣用賜福於人的象徵行爲。

【第五章】越戰回憶錄

「軍隊的目的很單純，」我有一位曾經在五角大廈工作的朋友說道：「格殺勿論。寧可錯殺一百，也不放過一個。」戰爭造成的死傷無數，就算可以免於一死，身心恐怕也不再健全。戰爭不僅造成身障、扭曲心理，讓我們覺得世界沒有意義，同時也顛倒是非，模糊我們對健康的概念。戰爭究竟爲的是逞一己之快還是求全大我，我們再也無力分辨。越戰也是，很多人在被捲入的同時不願多想；我也不例外。

一九六九年我剛實習完畢，自願到越南服務。我並不是基於任何崇高的理想而決定到越南去，那個時候所有的年輕醫師都被徵召入伍，我以爲會被派到不錯的任務。但是，事與願違。

在前往越南之前，我們先接受爲期六個禮拜的軍隊訓練。一群職業軍官試著灌輸我們軍醫這個角色應有的職守。訓練結束之後，我對軍隊更是不以爲然，也自以爲比他們還要聰明，因爲我看得出戰爭的荒唐，他們卻看不出來。我暗自發誓，到了越南之後，即使被環境所迫，我都會力求自保，不會傻傻地逞一時之勇。不過，當時我覺得自己應該會被派到軍隊後方的醫療單位，眞正碰到危險的機率不高。

再一次，事與願違。我的工作是隨隊軍醫——誇大的頭銜，附屬於空降傘兵部隊的步兵團。

我很驚訝部隊裡有這樣一個職位。我配有一把M16步槍、一把點四五手槍、一條隨時可以補充彈藥的彈帶、一把戰鬥用刀，以及一件防彈背心。另外我還有一小袋醫藥包，這些東西在接下來這段時間與我寸步不離。

意想不到的事情再次發生。在前線沒待幾天，我推翻自己原先的想法，居然開始追求起危險來了。我自願加入戰鬥巡邏隊，參與突襲任務，還報名傘兵班。我對新身分越來越感認同，甚至認真考慮要請調回美國，接受軍官儲備學校的訓練，以便重回越南對步兵發號施令。六個月的危險任務結束之後，我可以調到後方的醫院去，沒有槍林彈雨的威脅，比較安全。可是我卻拒絕了這個機會，選擇待在戰場上與死傷、屠殺多相處六個月。儘管我當時曉得戰爭是瘋狂的，可是，某種程度說來，我自己也瘋了。

一九六九年，越南，第二軍團登陸英軍區域。我及時抵達前哨基地，看到一隊裝甲人員從運輸車旁走過。他們臉色陰沈，身上濺滿了血。我注意到坦克車旁邊破了一個洞，應該是被火箭筒射穿的。這麼多血是從哪裡來的？我爬到駕駛座上面，從打開的艙口下去，鑽進小到不能再小的幽閉艙房，一屁股落坐就發現座位旁邊坐了個年輕士兵，沒有頭！我抬頭一看，四周黏滿腦組織。我想他的頭部肯定被火箭射中了，頭部跟火箭雙雙爆炸，腦漿才會濺得到處都是。

從他身上的勳章看起來，應該是陸軍中士。他的雙手軟綿綿地交叉在膝上，好像在沈思一般。我注意到他胸前制服口袋有點突起，於是把釦子解開，將裡面的皮包拿出來。皮包裡面塞滿了照片，美麗的妻子跟兩個孩子笑容滿面。老大是女孩，綁了兩根辮子，戴著牙齒矯正器，她比弟弟還高，一手牽著他。

我恭恭敬敬地將陸軍中士的皮夾放回去，轉身靠在沒了頭的同袍身上，跟他背對背，我不由得哭了起來。我到越南快要一年了，這一年來我開始對屠殺感到厭倦——不管在生理上、精神上、心靈上，各方面都令我疲憊不已。我不知道處理過多少浴血的士兵，把他們一一救活，再送往陸軍流動外科醫院之類的地方。一年來在越南村落醫治瘧疾、結核病，還有一些只能靠猜測處理的奇特疾病；在迫擊砲轟炸中幸運逃脫；在直升機上度過兩百多個小時的時光，有一次直升機還差點墜毀……這種種超現實亂象隨著我的眼淚流淌，一一重現。

「醫生！好了沒有？怎麼這麼久？」一位戰地衛生員以為我在裡面出了什麼狀況，有點擔心。我強作堅強，把情緒丟到一旁，畢竟別的地方還需要我。我已經學會，碰到這樣的情況要能隨時恢復正常。我得負責一千多人的安危，不控制情緒不行。

我回過頭去，對死去的同袍行禮道別。我確定他的口袋扣好了，免得他被放到裝屍袋時皮夾掉出來。

我驚詫地回顧在越南的那幾個月，當時我不只是被動參與戰爭，而是興沖沖地投入其中。我現在還是很難相信自己會變成那樣，我以爲自己不會被軍旅生活操控，可是沒過多久，曾經唾棄的行爲，卻成了自豪的來源。我跟這群人一樣，只想活下來；他們是在盡義務，我則願意犧牲性命，冒任何可能的危險去做他們的後盾。這種情況當時發生過不少次，他們曉得我對他們沒有保留，對我也是兩肋插刀、在所不辭。

伴隨危險而來的是狂野的感受跟強烈的滿足，這種滿足感難以言喻。對戰爭的情緒無可比擬，只有軍人才會體會，他們之間不需要溝通就可以互相了解，這種心領神會將他們緊緊聯繫在一起，力量之大，剪也剪不斷。

我很久以前就放棄爲這類經驗找尋理性解釋，因爲這裡頭根本沒有理性可言。這是一個殘忍的事實：戰爭的魅力無窮，它讓所有相關的論據毫無用武之地。戰爭造成恐慌的同時，好似也參雜著十足的德行，極盡混淆事實之能事——戰爭裡有犧牲自我和英雄主義，這我們可以想像得到；但是愛與關懷?!戰爭揪出人類最醜惡的一面，也同時帶來最好、最良善的本質，讓獸性與神性同時在一個人身上並陳。

我在越南的經驗讓我相信，沒有人可以抵擋戰爭的誘惑。如果連我這樣一個對戰爭高度反感跟厭惡的人，都能反過來擁抱戰爭、渴望戰爭、熱愛戰爭，那麼恐怕沒有人可以對戰爭的病毒免疫，這也是戰爭之所以持續不歇的原因之一。

戰爭與陰影

我覺得自己中了戰爭的魔咒，有一些力量不知不覺地在身上萌發，我無法理解這些力量，因此也無法控制。逼得人走向戰爭的心理力量有一普遍脈絡，在不同文化、貫穿古今均可察見——也就是心理學家榮格所說的「原型」（archetype）。這些心理力量有一部分是榮格所謂的「陰影」（shadow），我們不願承認，將其藏在心靈一角，它含納了個人及集體意識層次中爲我們所厭惡、拒絕的所有特徵。

現代歷史中最能迫使我們面對陰影的事件大概就是越戰了。位於德州的「人文研究中心」（Institute for the Humanities），主席哈瑞．威爾瑪（Harry A. Wilmer）是一位精神科醫師兼研究者，也是治療越戰退伍軍人精神受創的專家。他在著作《赦免越南》（*Vietnam in Remission*）中表示：「在越戰之前，美國人很樂於看到陰影跟惡魔只會在敵人身上出現。可是有了越戰的經驗，新聞媒體將戰爭影像帶進每戶人家……扭轉了一切。突然間科技不只讓我們看到殘忍的特寫場面，還活生生地同步播放。這眞是空前的經驗。」

人類的心靈善於投機取巧，會盡量避免面對自己內心的陰暗面。明明自己身上也可以感覺得到的缺點，卻可以把它推到旁人身上——這種心理防衛機制，就是所謂的「投射」（projection）。

越戰之後，卡利中尉（Lieutenant William Calley）成了箭靶，成了大家「投射」的明顯目標。戰後他受到軍事法庭審判，被指控在美萊（My Lai）犯下大屠殺暴行。凱利承認有罪，其餘的大眾就可以說自己並沒有謀殺越南婦女與孩童，是他和那些士兵幹的。我們也用相同罪名來指控上千名美國士兵——湯姆是其中一位，也是威爾瑪治療的退伍軍人之一。

湯姆很自豪自己當過步兵，經常誇稱自己在越南打滾二十六個月，居然還可以活下來。當時順化（Hue，越南中部）被越共跟北越軍隊佔領，處境危險，他從一九六八那場春節攻勢（Tet Offensive）中倖存，的確不容易。湯姆告訴威爾瑪，當他抵達華盛頓國內機場，「一位女士向我走來，指著我叫『兇手』，還用皮包打我的臉。我也不客氣地回罵：『呸！這就是歡迎我回來的方式嗎？』早知如此，我才不要回來。」

威爾瑪還有一位病人叫塞瓦多，前海軍陸戰隊士兵，體格結實，一大抽屜滿是獎章。他有一次會面時對威爾瑪說：「你知道，有人很羞愧，不敢承認自己是越戰老兵，他們怕人家知道了以後不理他。我也被羞辱過。『先生，你是越戰屠夫嗎？你很喜歡殺人吧？』」

威爾瑪概括美國人將罪惡感投射到越戰退役軍人身上的現象，也說出參戰者心裡的感受：「大家都曉得多數返鄉軍人是怎麼被『迎接』的，吐口水、斥罵，硬在他們身上貼標籤：輸家、嬰兒殺手、毒蟲、不定時炸彈，如此令人羞愧的惡言相向，不用我多說，大家都很清楚。」

並不是只有美國人對待返鄉老兵這麼不客氣，俄國人對阿富汗戰爭的退伍軍人也同樣不尊重。一九九〇年五月九日，莫斯科慶祝二次大戰戰勝德國四十五週年時，他們就被遊行隊伍漏掉。當一邊正歡聲雷動慶祝之時，阿富汗退伍軍人在另一邊的高爾基公園集合，高喊：「活著才是最重要的！」

戰爭夢魘

從越南回來之後，我重新繼續我的醫學訓練，完成內科醫學的住院實習。可是每到夜裡，戰爭總似近在咫尺，彷佛惡夢一般纏著我不放，二十年來沒有間斷過。

無線電緊急呼叫：一位巡邏兵剛中了埋伏，已經開始急救。我火速衝向直升機。幾分鐘之後我們飛抵埋伏現場，直升機停在叢林空地上，空氣中還有砲火的味道。地上躺著三個年輕人，動也不動，我發現兩個已經死了，第三個還活著，可是他的臉色蒼白，意識不清。我只找到一處傷口——心臟上方一個小小的紅點，有砲彈碎片的痕跡。碎片有沒有穿過他的肋膜、肺臟、心包還是心臟？爲爭取時間，我們馬上將年輕人抬到直升機上，此時他已經失去意識了。我沒有血液、靜脈輸液，也沒有胸管，只能爲他進行人工呼吸。我們飛越叢林，往疏散醫院前去。一想到這麼年輕英勇的士兵就要死在這個看起來毫不起眼的傷口，我就激動不已。

我們降落時，兩位護理人員已經在一邊等著將阿兵哥移到擔架上，推到手術室去。我跟在後面，卻在入口被一位醫師上尉攔住，他的制服又新又挺，跟我的恰成反比。他怒氣沖沖地阻止我：「你不能進醫院！」我覺得很奇怪，我是醫生，這位士兵是我的病人，是我保住他的命的，爲什麼我不能跟他一塊進去。「你看你！」他發出冷笑，指著我的制服，上面佈滿了血還有越南的紅土。我的背上有一把步槍跟一個醫藥包，腰間繫著一把點四五手槍。「你佩刀帶槍的，這裡是醫院，不准有武器跟髒東西！」突然一群護理人員圍著我，想要把我趕出去，好像我是犯人一樣。我極力反抗，可是還是被他們制住。他們拿走我的步槍、手槍、急救包之後，將我推到地上。我看到那位年輕士兵躺在輪床上，消失在走道間。我得趕快去幫他！我想要爬起來，但粗魯的護理人員又把我按下去。那位自負的醫生對我咆哮：「你不屬於這裡！滾出去！」醫院大門在我眼前關上，我的武器在裡頭，拿也拿不到。

沒了武器，無力自衛，我覺得相當無助，開始慌張。直升機已經發動了在等我，我登上直升機，對剛剛那位醫師堅持戰爭是無菌、乾淨的，感到萬分氣惱。我知道他是典型的駐院軍醫，我遇到的都是這樣；這些人儘管工作單純、環境舒適，還是不停抱怨事業因此中斷，以及他們得要忍受的屈辱。他們完全不清楚這些眞正的戰士面對的是什麼，就連對極力保住他們性命的護理人員跟隨隊軍醫也沒絲毫概念。現在我們又要回到叢林裡去，恐懼的感覺令我毛骨悚然。

一直到這一刻，夢裡面的物件主要都還是眞實的：病人是眞的，我也在用直升機將受傷士兵送到陸軍流動醫院的時候被架開、卸除武裝，這些都是眞的。接著，夢境有了恐怖的轉變：

回去的路上，我們的直升機被射下來。機員受傷，我卻沒事。他們哭喊救命，可是我孤立無援。越共朝直升機逼近而來，我可以聽到他們穿過叢林，聲音越來越近。我曉得我們會被捕、被刑求、被殺、被切斷手腳……我忘了自己的武器被扣留在醫院，出於本能地伸手要去拿，這才發現身上一件武器都沒有。最糟糕的事情發生了：我完全沒有防衛能力，只能等著看結局會怎樣，這時候我嚇醒了。

年復一年，惡夢不斷。爲了把它甩在腦後，我避開所有會讓我想到越南的東西，不看跟戰爭有關的電影，不碰這方面的書，不對任何人提起我的經驗，甚至包括我的太太在內。越南是一個已經結束的話題，理應塵封於過去。除此之外，惡魔是我自己的，對別人釋放之於我並沒有什麼意義。然而這些方法卻沒有用，要強將心靈的聲音壓下去，簡直如同要海水倒流。惡夢一再來襲，每一次都怵目驚心。

在沒有預期的情況下，出現了一個解決辦法。從越南回來十八年之後，我跟妻子同遊新墨西哥州，造訪聖塔菲時，我們下榻廣場上一棟歷史久遠的美麗旅館。我們在外面逛到很晚，兩個人都累得要命，回到旅館只想做些不用大腦的事情，分散一下注意力。所以，我們打開電視，往床上一躺，隨即發現電視上正在播一齣跟越南有關的電視劇。我沒來得及轉台，接著我馬上明白，劇中情節正是我的惡夢重演——畫面上全是被擊落的直升機、受傷的士兵，還有節節逼近的敵人。我就像被催眠了一般，完全置身其中，沒有感到夢中曾經有過的驚慌和恐懼，反倒掉下淚來，淚水撲簌直流，哭得不能自已。電視上的士兵看起來跟當年的同袍還有點像，最令我感到不可思議的是他們的純眞，他們看起來這麼年輕，幾乎還只是孩子，我對他們的同情實非言語可以形容。直到節目結束之後，儘管我太太不停地安慰我，我還是哭個不停。快要二十年了，我頭一次允許自己重新探觸塵封的記憶。我的心頭開始放鬆，壓抑好久的情緒如千軍萬馬似地一一流洩而出。我不想要控制，也不想再壓抑。過了好幾個小時，我的眼淚才慢慢停住，自己出去散步。此時天色將明，星星的光芒逐漸消逝，東方的曙光宣佈黎明的到來，夜的終了，一天的開始。從此，我的惡夢消聲匿跡。

我們「染上」戰爭的嗎？

戰爭跟傳染病沒有兩樣。某些社會似乎具有高度免疫能力，不會受戰爭之「菌」的感染，有些則較不具抵抗力，總是被病菌危害，在戰爭中犧牲。生物學家及作家芭芭拉・愛倫芮克（Barbara Ehrenreich）在其出色之作《血的儀式：戰爭熱情的起源及歷史》（*Blood Rites: Origins and History of the Passions of War*）主張，戰爭爆發之後，「能夠將自己變成胞囊，繁衍好幾代，甚至侵入人類靈魂。」並在往後無預警地再爆發。戰爭跟痲疹、水痘之類的疾病不一樣，就算感染過也不會終身免疫。戰爭似乎摧毀了社會抵抗武力衝突的免疫系統；一個國家一旦加入戰爭，多半會一再參與戰事。史上有哪個國家只參加過一次戰役？

戰爭的接種體（註1）如果夠強，可以散播到任何國家。感染途徑可能從對國家尊嚴的羞辱開始，以至經濟壓制或是實際入侵。一旦挑釁的導火線燃起，戰事會從這個國家擴散到另外一個國家，跟有機體的自我複製與繁殖一模一樣。

戰爭之菌顯然越來越狠毒。事實顯示，二十世紀的戰爭死亡人數，佔自羅馬帝國興起以來所有戰爭致死人數的百分之七十五。戰爭也會導致傳染病蔓佈，在戰爭期間因傳染病喪生的人數，遠非任何事件可比；戰爭造成的傷殘，嚴重程度遠甚任何傷害。在二十世紀，受戰爭波及致死的人，百分之九十並非戰鬥人員，而是老人、女人及孩童等等。跟多數傳染病一樣，戰爭也會提高一個人感染其他疾病的機率。在一九九四，霍亂在短短幾個星期之內，就造成盧安達四萬五千多人的死亡，這仍是史上最危險、最足以致命的流行病之一。

戰爭跟很多傳染病一樣，也會讓好幾種投機取巧的「傳染病」有機可趁，例如：

- 在六十四個國家境內仍有一億枚地雷未除，隨時可能有被意外引爆的危險。
- 越南有二十二億公頃的森林農地，因爲七千兩百萬公升的除草劑以及凝固汽油、落葉劑等化學　原料，如今成爲不毛之地。
- 武器製造、測試產生的毒性廢料，包括燃料、油漆、溶劑、酚、酸、鹼、推進燃料、炸藥。
- 以下區域具高癌症罹患率：華盛頓的漢德佛特保留區（Handford Reservation）；科羅拉多州的落磯高原（Rocky Flats）；田納西州的橡樹嶺（Oak Ridge）。
- 一千七百萬名孩童因爲戰爭無家可歸，這群小孩認知不足、發展遲緩、營養不良。

戰爭之源

人類掀起戰爭或參與戰爭的理論主要有二：一、人類藉戰爭促進集體的政治與經濟利益，並藉以改善生活；二、戰爭起源跟犯罪的慾望相當——這種慾望可能是生物性的本能。第一個理由基本上無須爭議。愛倫芮克表示，「無疑地……戰爭是專門用來保衛土地、油品或是『地理利益』的。至少表面上是這樣。」

戰爭是一種「生物本能」嗎？我們被戰爭吸引的思維過程，眞的是基因造成的嗎？「沒有直接的生物機制足以導致人類在戰爭中奉獻生命的行爲。」愛倫芮克如此聲稱，「對於人類在戰鬥中自我犧牲的行爲，『理性』思辯認爲：爲促進同類的生存，保護與自己相關的基因——也就是僞裝成利他的利己行爲。然而，戰士若爲近親或家族抗爭致死，也許可以用前述理性思維來說明。可是眞要應用到古往今來，包含複雜基因組合的眾多龐大軍隊上，就過於勉強。」即便如此，人類暴力源自生物本能的說法仍廣被接受，有大量證據支持這個看法。也許，人類互相傷害眞有生物學的根據，可是，我們是否能把全部的責任都推給本能呢？這就值得研究了。

基因若迫使我們引發戰爭，那麼伴隨戰爭而來的暴力形式應該也會深植於自然之中。強暴就是一例。

強行交配在自然界非常普遍，普遍到讓我們不禁覺得這樣才是正常的。公蠍子就是性侵害的能手。牠會耐心等待粗心的母蠍子上門，母蠍子一經過，公蠍子馬上用牠下腹部的彈力，一躍將母蠍子的腳或翅膀緊緊抓住，速度之快迅雷不及掩耳。雖然母蠍子大多可以逃脫，可是也有失敗的時候，只能被迫交配。暴力性交跟輪暴在綠頭鴨之間很常見；有時候母鴨被過度攻擊，還會在過程中淹死。食人的雄性青鯊會拚命攻擊雌性同類，好像沒這麼做就交配不成。強行交配在多數昆蟲、青蛙、烏龜身上是很普遍的行爲模式，某些寄生蟲則有同性強暴的行爲。

縱使強暴眞行爲的在自然界俯拾都是，再怎麼說似乎仍是獸性、野蠻，「不是我們做得出來的。」對人類而言，強暴跟搶劫通常被歸爲是邪惡敵人的行徑。一九三七年日軍攻佔中國南京，一個月之內遭到性虐待或被殺害的婦女超過兩萬名之多——這就是有名的「南京大屠殺」。一九四三年替法國打仗的摩洛哥傭兵，被允許到處強暴義大利女人，恐怕連這些阿兵哥的父母都很難想像，自己的孩子怎麼可能做出這種事。可是，女性主義作家露絲·塞佛特（Ruth Seifert）在論文〈戰爭與強暴〉（War and Rape）之中寫到，一九四五年春天柏林解放之際，「同盟國軍隊徹底把戰爭丟到九霄雲外，讓感官完全釋放。他們強暴了萬餘德國婦女，其中包括納粹集中營的受害者。」

戰爭令人不寒而慄

人類一旦受到戰爭吸引，興奮程度只會遞增。一次大戰之前，幾乎沒有人可以抗拒衝突逐漸逼近的誘惑。愛倫芮克提到，一九二七年諾貝爾文學獎得主安納多爾·法藍斯（Anatole France）雖年屆七十，還自願從軍，絲毫不落年輕人之後；美籍舞蹈家伊莎朵拉·鄧肯（Isadora Duncan）對現代舞精神和理論大有建樹，當提到對戰爭的感覺，則說自己彷彿「熱火中燒」。英國女性主義者伊莎貝拉·潘克赫斯特（Isabella Pankhurst），爲了表態支持戰爭而暫時擱置爭取婦女投票權。就連年輕時候的甘地（Gandhi）都曾經號召印度人加入不列顚軍隊。英國歷史學家阿諾德·湯恩比（Arnold J. Toynbee）也難以抗拒對戰爭的狂熱，寫就數卷「殘酷宣傳手冊」，作爲他對戰爭的貢獻。

佛洛伊德（Sigmund Freud）的情況特別有趣，他跟多數人一樣爲戰爭瘋狂。根據愛倫芮克的說法，他還有一段時間「將所有的利比多（libido）……都放在奧匈帝國上……好幾個星期不能工作，也不能想別的事情。佛洛伊德最後下了如此的結論：人類心靈有黑暗的缺陷，想要破壞的邪惡慾望，與生之本能（Eros）及生存意志相抗衡。」可是，如果佛洛伊德眞的完全理解無意識的力量，他又怎麼會對自己的無意識那麼無力？愛倫芮克推論，佛洛伊德對戰爭的分析有他的盲點。他「不能反思自己的熱忱，否則他就不會提出這樣的假設，認爲人類受某種殘酷本能驅使，因此才有戰爭」。

一九一八年歐洲戰事告一段落，戰爭奪走約一千兩百萬軍人的性命，兩千萬民眾受傷。可是在一九一四年時沒有人了解這場即將到來的浩劫有多麼慘重。在英格蘭，英國作家奧立佛·湯姆遜（Oliver Thomson）在《罪愆的歷史》（*A History of Sin*）中說道：「大英帝國的戰爭意象透過煙盒、拼圖、音樂廳的歌曲、棋盤遊戲、餅乾鐵盒、燈罩跟明信片宣傳開來。明信片上還加上這樣的標題『英國女人說：去吧！』，這些在在衝擊著年輕人。」即使有幾個團體反對，可是他們傳單上的口號「優秀士兵是沒心沒肝、殺人不眨眼的機器」，卻沒幾個人聽得進去。

在狂熱之中，沒有人會相信人類對逐日進逼的衝突之所以這麼著迷，有可能是來自殘殺同類的原始本能。他們還是寧可爲自己的行爲找個正當的理由，說這是人類最高尚的情操——英雄主義、爲值得的事情獻身、同志情誼、愛國心、無私與犧牲。時至今日，我們還是用同樣的理由來作藉口。

似乎沒有人可以抗拒戰爭的吸引。馬來半島雨林的沙邁（Semai Senoi）民族是最愛好和平的種族之一，約有一萬三千人，似乎從未有過互相殺戮的行爲。「我們從來不生氣，」這句話的意思也許是說他們有別的方法可以紓解憤怒，不讓憤怒變成暴力行爲。暴力令他們害怕，暴力行爲顯然也未曾發生在沙邁人身上，因此是無從想像的。在這裡並不需要法庭制度或政治干預，馬來西亞當局也從未注意到有沙邁人涉及殺人、蓄意謀殺或傷害的案件。

可是，一九五〇年代初期沙邁一族被英軍徵召，共同應付共產黨暴動，這下子他們突然被一股「嗜血」的精神錯亂給征服。他們後來解釋當時的情況是「來一個殺一個。眞的，我們就像被血給灌醉了。」一位沙邁族人甚至說到，他殺了一個人之後還把他的血拿來喝。在半島上的暴動結束後，沙邁族人回到自己的部落，又恢復了像從前一樣的溫和、平靜，好像什麼事也沒有發生過。

神聖的祭典

從我個人的經驗，我可以肯定地說，戰爭引起的興奮是無與倫比的。愛倫芮克在《血的儀式》一書中，用「出神」（ecstasy）來描述此一特定知覺狀態；「一種轉化了的意識狀態」；「人類最自然的『快感』」；「陶然忘我，個人與社會共有的狀態」；「喪失自我的感覺……融進龐大整體的感覺」；「超凡的意義感」。

為什麼我們對戰爭有這種感覺？愛倫芮克提出一個相當迷人的假設。她的理論有一關鍵：在人類歷史的進展之下，戰爭已經被賦予一股深厚的宗教意涵。把戰爭跟宗教聯想在一起，就好比把它當成一場聖典——神聖的儀式一樣，帶給我們一種「精神上的快感」。把戰爭跟宗教結合，也為屠殺以及破壞、背棄道德倫理規範提出一個合理解釋。「最重要的是，戰爭穿上宗教的外衣，難怪可以無視道德的非難。」愛倫芮克表示。

究竟是什麼造成戰爭跟宗教的連結？愛倫芮克在「血祭」這個古老儀式中找到線索。就算是太平時期，宗教儀式中宰殺動物或將人奉獻給神祇的行為，一直受到很高的崇拜。長此以往，人類認定的宗教與神聖，向來就有宰殺跟流血的成分。

傳統解釋則另有一番說法。人類狩獵歷史悠久，宰殺動物以求溫飽是生存的必然，所以人類的暴力行為乃是自然的產物。這麼說來，我們其實是「天生的兇手」。人類擺脫不掉古老的衝動，繼續將這些習慣帶到畜牧與農業時代。而當我們不再需要獵捕野生動物來取得食物，於是就讓這個衝動變成一種新型態的「狩獵」行為——掠奪其他村子裡的牛羊與穀麥，稱為戰爭。舊式的狩獵既然被認為是神聖之舉，戰爭自然也是神聖的。

但血祭是怎麼開始的？愛倫芮克相信，這個儀式源自於人類最初的狩獵生活。證據顯示，人類在最早的兩百五十萬年間並非熟練的掠食者，反倒被無情捕殺。是到了「近一千年前」，我們才有了狩獵的技巧跟熟練，讓我們從獵物的身分搖身一變，成為自大的肉食動物。愛倫芮克堅稱，自獵物變成獵食者，這個物種進化的過程並非一夜之間發生的。我們當然比較樂於相信自己是位在食物鏈的頂端，可是，一直到「最近」我們才眞的學會「不要害怕晚上的聲音」。從獵物到獵食的漸進轉變，具有難以想像的重要性，必須用儀式來表達敬畏之意：

> 血祭是用以慶祝人類自獵物進展到獵食者的角色變化，我認為戰爭也是如此。某些戰爭的目的就是為了讓年輕男子能夠成為戰士與獵食者的角色——這是在傳統文化中常見的現象。更重要的是，人類把角色轉變中涵蓋的極度焦慮與興奮，一起注入到戰爭之中，更添豐富的感受。參加戰爭時的全神貫注，戰事引起的強烈感覺與振奮，好比令人體驗到「宗教」一般，一定有不少參戰者體驗過這種感覺。

那麼，從這個觀點來看，戰爭是對祖傳血祭慾望的回應，進而發展成慶祝自獵物的地位進展到獵食者。

華生在《黑暗本性》（*Dark Nature*）中記錄了許多人類犧牲的事蹟：例如，希臘史家鮑薩尼阿斯（Pausanias）就曾經說過這個故事：萊凱翁山（Mount Lykaion）是祭祀宙斯的一大聖地，希臘人曾經在此舉行儀式，把一個小孩剁了並吃掉他的屍體。爲求橋墩、廟宇、房屋與堡壘的結構完整，經常有人會在建造過程中被犧牲，以確保建築物受到靈魂的滋養，此類例子在歐洲、亞洲及太平洋區域，多不勝數。衆所週知，古時候的阿茲特克人、馬雅人以及印加人，好以人獻神。這些令人生畏的習俗並沒有消逝，一九六〇年在智利南部發生海嘯之後，智利的馬普切印第安人（Mapuche Indian）把一個五歲小男孩丟到海裡，以求撫慰大洋之靈。一九八六年，祕魯一名愛瑪諾族（Aymara）男子被古柯鹼毒梟斬首，藉以「回饋土地」，爲新興投機事業祈福。

將人奉獻給神，在美國境內的猶太教—基督教（Juedo-Christian）傳統中有其正當性。亞伯拉罕差點殺死兒子以撒（Isaac）作爲燔祭，耶弗他（Jephthah）犧牲了女兒，上帝之子在各各他喪生，這些皆被奉爲神聖之舉。一九八六年，福音派教會信徒在一個安地斯村落，用棍子刺穿九歲男孩的心臟，企圖救回一個生病的男人。

丹麥哲學家齊克果（Soren Kierkegarrd）在《驚嚇與顫抖》（*Fear and Trembling*）中，以「恐怖的矛盾」（monstrous paradox）一詞，指稱亞伯拉罕犧牲骨肉的意願無法用道理解釋，他推論一定有什麼東西在作祟，「是我們想不到的。」

戰爭可能終結嗎？

從軍帶給我很大的啓發，因爲這個難得的機會，我的無意識被挖掘出來，讓我重新認識自己；榮格用「意識化」一詞稱呼這個過程。很遺憾我是透過這麼暴力的方式來認識自己心靈底層零星散佈的這些東西，不過，這個經驗具有治療效果，而且讓我從無意識徹底解脫，獲得自由，不再受到暴力的衝動奴役。

基於某些因素，我並不是個和平主義者。要完全阻擋像從軍熱忱這樣根深蒂固的心理衝動，對我來說似乎是一件傻事，因爲一昧阻擋只會引發一開始所想要避免的暴力行爲。不過，顯然我們不能再繼續讓這種武士精神在現代戰場上發生。這個世界太小、太脆弱，也太寶貴，現代武器的毀滅性太過驚人。那麼，我們又該如何應付這些古老的衝動呢？

答案不在於廢除武士精神（其實我們也沒這個能耐），可是我們必須尋求非暴力的方式來實踐——可能是擔任地球與環境的鬥士，或是抵抗貧窮、文盲、人口過剩，以及所有令人類受苦的各式問題；換句話說，就是力行悲憫與關懷。這些舉動仍存有冒險的可能，接觸異國文化、海外旅行，甚至有受傷或致死的可能危險，這些都與成年儀式和參與戰爭沒有兩樣。

可是就算我現在如此大聲疾呼，我自己仍不見得有十足的把握。若以爲可以用貢獻社會的方式來昇華對戰爭的嚮往，可能是將戰爭看扁了，將來還可能因而被戰爭犧牲。千萬別忘了，我們並沒有選擇戰爭，是戰爭選擇了我們，若忘卻了此箴言，我們將會置身於極危險的處境中。當我們將戰爭描述為成年儀式時，是試圖將其理智化，但我們無法用理智來擺脫戰爭。以色列軍事理論家馬丁．克列維德（Martin van Creveld）在《戰爭的轉型》（*The Transformation of War*）中說得好：「人類賦予戰爭偉大崇高的地位，這個需求是如此基本，以致於理性毫無用武之地。」

戰爭與宗教

我們是否可以藉由宗教的力量逃脫戰爭的控制，這種爭辯是沒有意義的。全世界幾大宗教，除了佛教幸運例外，哪一個不是把戰爭當成利器？

戰時不得加害平民百姓，禁止燒殺擄掠、強暴婦女、殺害無辜孩童，這些禁令與聖經教義相通。可是，摩西大軍在擊潰米甸人之後下令：「從現在起，只殺男孩跟已婚婦女。至於年輕女孩，你們就自己看著辦。」

西方世界向來否認基督教好戰的程度，可是，基督教規一直具有明顯的軍國主義色彩：「前進吧，基督士兵，大步向前，彷彿從軍。」在《戰士密碼》（*The Code of the Warrior*）一書，瑞克．菲爾德斯（Rick Fields）告訴我們，克雷佛修道院院長聖伯納（Saint Bernard）在十二世紀十字軍東征的時候說過：「基督之軍殺得安心，死得更安心。他赴死是為了自己的福祉，殺戮則是爲了基督的福祉！他的劍是正義的象徵！」

湯姆遜在《罪愆的歷史》之中提到，一〇九一年到一二九一年十字軍征戰期間，戰場被視爲是通往天堂的聖潔之路，每一位牧師無不宣揚戰爭的義務。在這兩百年之間有九百萬人被殺，其中約有一半是基督徒，那麼另外一半又是誰？

> 在十字軍的幻想所造就出來的大屠殺……殺戮猶大的同胞猶太人，這絕對不會被視爲不人道……可是猶太人並不是十字軍暴行下唯一的犧牲者，回教徒也無端遭難：一〇九七年十字軍包圍尼西亞（Nicaea，今土耳其境內）時，殺死的人頭被拿來用石弩發射；有「獅心王」（Cœur de Lion）之稱的理查一世（Richard I, 1157-99），只因敵方贖金遲來，竟把兩千七百名戰囚殺得一個不剩。理查一世也是當時第一位普遍使用「非道德武器」（immoral weapon）——石弓的統治者，諷刺的是，後來理查自己因石弓之傷拖了很久才死。

爲基督而進行的殺戮在十三世紀到達高峰，歐洲潔淨教派（Cathar）是亂世中的清流，堅持不動武，但最終還是被教皇英諾森三世（Pope Innocent III）以異教徒之名消滅。據羅倫·培登（Roland H. Bainton）在《基督徒對戰爭與和平的態度》（*Christian Attitudes toward War and Peace*）

中所述，法國北部騎士爲所欲爲，殺人不眨眼，「他們把潔淨教派的主要據點普羅旺斯剷平。」以「難以形容的喜悅」把他們絞死、斷頭、放火燒死。當貝濟耶（Beziers）教區淪陷，有人問羅馬教皇的使節怎麼區別淨化派教徒跟一般的天主教徒，他的回答是：「管他是誰，格殺勿論；上帝自然會知道哪些是祂的。」騎士屠殺的人數高達兩萬人。十字軍戰士孟西滿伯爵（Simon de Montfort, 1165?-1218）以挖出受害者的眼睛、鼻子爲樂，貝濟耶人民無不聞之喪膽。

教會的確在戰爭中扮演了推波助瀾的角色。湯姆遜說到，在十四世紀「天主教義創造一條道德規範，鼓勵信徒對非信仰正統宗教的人士施以火刑」。這種酷刑越過大西洋，爾後出現在新英格蘭的新教徒身上。湯瑪森補充道：「這些向來一絲不苟的清教徒，居然認爲把那些被懷疑身懷巫術、昏頭昏腦的老女人淹死是應該的。」

各大宗教近年來是否不再那麼好戰，這個問題很難回答。北愛爾蘭、中東、波士尼亞等地不斷爆發宗教衝突，這些情況多少可以回答這個問題。在所有這些例子中，敵對雙方都對同一個神進行同樣的祈禱：讓我們能戰勝我們的敵人。

我們實在很難相信各大宗教會以和平爲念。雖然耶穌降臨地球來「引導我們走向和平」，並促請他的追隨者「彼此和平共處」，他也同時警告我們：「你們不要想我來，是叫地上太平；我來，並不是叫地上太平，乃是叫地上動刀兵。」他還說：「你們以爲我來，是叫地上太平嗎？我告訴你們，不是，乃是叫人紛爭。」《舊約聖經》裡耶和華也說過類似的話，像是〈以賽亞書〉

（Isaiah 45:7）裡面這句：「我造光，又造暗；我施平安，又降災禍，造作這一切的是我耶和華。」

我並沒有故意挑基督教義跟猶太教來講。有戰爭的地方，就會有流血和傷亡，伊斯蘭教也不例外。《可蘭經》（*Koran*）中有一章的標題是「懺悔」，阿拉雖然慈悲爲懷，卻希望信眾「殺死盲目崇拜者，對他們宣戰，將他們包圍，設下埋伏，一個也不要放過……。」尤其包括鄰近之人。「猶太教徒說以斯拉（Ezra）是阿拉的兒子，基督教徒也說彌賽亞（Messiah）是阿拉的兒子。這是他們自己說的，他們只是想要拉近和異教者的關係。阿拉詛咒他們！他們錯得多麼離譜！」

哪一台會轉播戰爭？

一九九一年波灣戰爭爆發之前不久，有一個六歲小男孩問道：「哪一台有戰爭轉播？」結果，答案是每一台都會播。任何人都不可能免於這股狂熱。全美國有贊成參戰者，也有反對加入的，示威運動充斥大街小巷。走到哪裡都有人在猜，爲什麼我們要打這場仗？是爲了美國的經濟或是政治利益嗎？還是爲了科威特人民的自由？

電視上經常訪問穿著戰地迷彩裝的阿兵哥，他們想要「把海珊踢下來」，越快越好。與這些阿兵哥對立的是抗議宣言：「不要用血換油！」接著下一幕是士兵的配偶和父母，語帶哽咽地宣揚美國價值及民主的意義。父母親口口聲聲說，對於自己的小孩能從軍，他們感到很驕傲。布希總統則說，我們在抵抗「明顯的侵略」（naked aggression），暗示戰爭是一項買賣：小小交戰，免得將來要打得更凶。

人人都說這場戰爭會不一樣，不會重蹈越戰覆轍。美國人現在同心一志了，大家也變得比較聰明了；這一次我們不會給阿兵哥那麼多限制，讓他們竭盡基地所有資源奮戰到底。這次跟越戰還有一大不同，這回在回教戰區嚴格禁止毒品及酒精。各項因素加總起來，大家推測將來士兵返鄉的心理問題應該不至於那麼嚴重。

結果不然。一次大戰後出現炮火震撼（shell shock），二次大戰有戰鬥疲勞（battle fatigue），越戰則是創傷後壓力症候群（post-traumatic stress disorder）。所有的戰爭均造成了心靈受創跟精神的破壞；波斯灣的衝突也無能倖免。

返鄉戰士七大準則

對那些經歷戰爭之苦的人，有什麼建議可以幫助他們在回家之後重新建立新的生活嗎？我並不是專家，我花了近二十年才解決自己的問題，而且還是在純粹巧合之下解決的，所以我並沒有資格大聲說話。不過我還想在此多少提出一些建言。詩人里爾克（Rainer Maria Rilke）年輕時在軍事學校度過，他的父親就是軍官。以下勸言大多採自他說過的話。他在《寫給年輕詩人的信》（*Letters to a Young Poet*）中的忠告，切中問題核心，長久以來讓我深受感動。

守則一：戰爭殘酷的回憶，不論是出現在噩夢中，還是徘徊在腦海裡，不論是罪惡或是自責，除非我們正面面對，否則這些回憶將永遠揮之不去。里爾克說：「你的哀傷深沈無盡……走到哪裡跟到哪裡，在人群之中散佈。你企圖將之煙滅，這才是眞正危險又惡劣的哀傷；這種做法治標不治本，因爲雖然看起來已經沒事了，隔一段時間又再復發，病情更加劇烈……這種病才眞的可以致人於死。」

守則二：返鄉戰士經歷的所有戰役中，最辛苦也最孤獨的一場，在於面對這些「悲哀」。雖然支持社群、會心團體、人際團體、退伍軍人協會和精神醫師等等專業人員，都可以提供相關協助，可是，最終這趟旅程還是要自己一個人走，問題得要自己一個人面對。里爾克說道：「我們不是孤獨的。我們可以自我欺騙，假裝事實不是如此。可是，唯有面對問題才能眞正解決問題。不過，有一種孤獨，如此巨大而難以忍受……單獨與自己相處數小時，不接觸任何人：我們必須能夠體驗這種孤獨。置身孤獨之中，好像一個孤單的小孩，看著大人到處忙東忙西，一副很重要很不得了的樣子。事實上，他們只是表面看起來很忙，實際上對自己在做些什麼一點都不了解。」

守則三：療癒可能來得迅雷不及掩耳，劇烈的程度無從預期，彷彿一夜之間拔地而起，突破重圍，里爾克說道：「對一個遠離一切、孤單自處的人，周遭的一切開始有了不同的面貌，自己也開始產生一些轉變。這些轉變可能發生在一瞬間，然後，這個人彷彿立於山巓，面對非凡之境，獨特感受自心頭竄起，強烈到難以言語。」

守則四：戰後療傷是一段劇烈的轉型過程，不是我們可以預先準備的。療癒一定涵蓋自軟弱到堅強，自無知到智慧的轉變。「……曾經無法忍受的，如今卻爲我們所依賴，讓我們感到安心。我們怎麼能夠忘記，古時候神話裡的龍在最後一刻總是化身公主……所以，千萬不可驚慌……就算是眼前出現前所未見的沈重悲痛。」

守則五：卡在「爲什麼偏偏是我？」的症狀裡——包括對「體制」的敵意，硬受徵募的憤慨，事業被迫中斷的怨恨，或對生命不公的怒氣，懷持這些想法保證只會讓你繼續陷在泥沼之中，永遠站不起來。要進步，就得放下氣憤。「不要再爲難自己，別再怨天尤人。換個角度想……生命並沒有忘記你，它把你捧在手中；生命不會任你沈淪……」

守則六：耐心。里爾克說了：「你必須有病人一般的耐心，如復原的人一般自信，因爲你搞不好兩者都是。再者，你也是醫生，要自己照顧自己。不過，各種病都會這樣，常常就連醫生也束手無策，只能等候……現在就體驗這些問題吧。或許，你將慢慢地、毫無察覺地熬過許多時日，有一天突然找到答案。」

守則七：自我治療之後，將關懷延伸到還在掙扎的同袍身上，協助他們自痛苦的記憶中走出來。想辦法幫助他們，拉他們一把，因爲這也是你自我治療的一部分。里爾克說：「慶祝自己的成長，這種喜悅無法與他人分享，但是要對仍舊落後的人仁慈以待，在他們面前表現出篤定與平靜，不要以懷疑折磨他們，也不要以自己的傲慢或喜樂驚嚇他們，他們暫時還不了解這些。在你自己跟他們之間，尋求某種單純、忠誠的群體感。」

出路？

根據統計，時至今日，地球上的戰爭越來越多，遍及各個角落。究竟該怎麼辦？至少，我們可以這麼做——愛倫芮克相信：「人類已經越來越堅強，作好萬全準備，隨時面對戰爭這個敵人。如果，在二十世紀的今天，人類在戰爭以及與戰爭相關的產業上有長足的進展，那麼，抵抗戰爭的努力必也已經開始進行。」她表示，我們有空前的絕佳機會來對抗戰爭，只需「將我們對戰鬥的瘋狂執著」引導到新型態的戰場上——如前所述，對抗「劇烈的氣候變化、自然資源的耗盡、細菌世界的侵犯……以及面對公共衛生、營養、醫療以及環境保護的挑戰」。

生物學家對未來的預測卻不那麼樂觀，他們相信人類在基因的安排下，永遠都會跟軍事尚武糾纏不清。不過，生物學家霍華德．布洛姆（Howard Bloom）的《路西法法則》（*The Lucifer Principle*）——他為人類天生的惡魔行徑所取的名字，卻主張我們可以反抗自然的教唆：

> 有一天我們可能會自野蠻中將自己釋放，我對此充滿希望。演化帶給人類一大寶藏——想像。有了這項天賦，我們得以夢想和平。我們的任務，也許是能夠拯救自己的唯一任務，就是將我們的夢想變成事實，塑造一個沒有暴力的世界。如果我們可以完成這

個目標，或許可以幫助後代及早成熟，讓後繼者能夠適應自然最大的贈禮與最惡劣的詛咒，讓路西法法則不再在人類身上作怪。

要抵抗戰爭的誘惑，首先必須承認戰爭對我們的掌控。要達到這個目的，傾聽身邊深知戰爭恐怖的戰士警告，將會有所幫助。

我說的不是常識——笨蛋都可以告訴我們戰爭很恐怖。我所指的是那些曾經參戰的人，他們的夢境值得我們仔細聆聽。一八三五年法國政治思想家托克維爾（*Alexis de Tocqueville*）在《民主在美國》（*Democracy in America*）之中，曾經推薦過這個方法：「有時候，熱情會佔上風，控制了人類的行動。這時候我們應該拋卻人類的經驗跟常識，將注意力挪到夢想家的想像力上。」

如果讓我挑一個值得我們集體注意的夢，我會選擇一位越南同袍所做的一個夢，他的夢讓我想起那個令自己惡夢不斷的城市：

我極力警告大家，一場新的戰爭就要發生了，可是每個人都在笑我。我在達拉斯時，準備搭直昇機去攻佔一個陣地。我試著要警告大家：「喂！戰爭就要發生了，你們最好躲一躲，別待在馬路上！」他們只是發笑、嘲弄我，不肯聽我的。後來直升機飛走了，我沒跟上，還在那裡拚命跟他們講道理。我就是無法讓人相信，災難就要降臨了。

譯註

〔註1〕：Inoculum，病原體可引起感染的部分，或可引發根菌與寄主接觸的部分。

第【II】部

心識

引言

幾年前內人芭芭拉跟我應邀到印度演講，講題是心識（mind。編按：為了忠實轉達作者賦予mind一詞的深刻意涵，本書翻譯為「心識」，意味「心」本具擁有的意識、作用和力量）對健康的影響。這個狀況似乎有點奇怪，印度是瑜珈與佛教的發源地，數千年來以心識對療癒法的重要享譽盛名，怎麼會是西方人被請到這裡來大發議論呢？

原因在幾次演講後逐漸明朗。演講的地點是首都新德里的重要醫學院，我們談到最近的身心相關研究，以及某些臨床介入的作用，像是生物反饋療法、心像、禪定靜坐，都經證實頗有成效。之後我們被告知有一群醫學院的學生想要跟我們私下談談。顯然這群嚴肅眞摯的學生心神不寧，他們的發言人語帶遲疑地問我：「你眞的認為心識能夠影響身體嗎？」我們所發表的想法跟他們所受的科學訓練並不一致；對他們來說身體就是一切，心識不代表什麼。瞬間我啞口無言，深深地感到難過。這群印度最優秀、最聰明的學生，已經完全被西方對人體機能的機械性觀點洗腦，跟自己文化中的眞知灼見失去連結。對他們而言，心識與身體的互動幾乎無從想像；不過，當然，他們也只是以我們為榜樣。

過去一個世紀以來，西方科學家始終拿不定主意，究竟心識存不存在仍舊沒有定論。舉個例子來說，有本首屈一指的神經學教科書索引裡，就連心識一詞都沒有。作者被問到怎麼在一本跟腦子有關的書裡會獨漏心識，他的回答是：「這個概念沒有必要介紹。」

心識已在現代醫學中缺席，當中的矛盾——醫學科學家以自己的心識否認心識的存在，其實挺好笑的，如果後果並不是這麼嚴重的話。

雖然科學向來否定心識存在，不過由於好些原因，這股風潮已經逐漸走下坡。有這麼多跟存在相關的事實無法光靠腦子的運作來解釋，這樣還不夠嗎？誠如所見，人類自生活中擷取意義，意義又影響到健康好壞。歸納意義、感受意義的能力，這不就是我們所說的心識嗎？

再者，也有證據擺在眼前，心識可以做到的，腦子不見得能。在第三部我們將會看到心識能超脫腦子行動——也許是在一定的距離之外，遠遠地操作，甚至是超越時間當下的限制。大腦是空間跟時間的俘虜，只有此地、此時；但是心識不是。這些鐵一般的事實清楚顯示了心識遠大於腦。

因爲心識新得的地位，心識—身體互爲作用的醫學在西方醫學世界迅速佔有一席之地。今天幾乎每個人都相信情緒所帶來的壓力是導致心臟病的主因之一；大家也接受憂鬱沮喪使得免疫功能無法施展；關照心理健康——滿足感、喜悅、成就感等的人通常比較長壽，而且比較健康。種種發展顯示，心識在這麼長一段時間未受注意之後，終於要回返到醫學之中了。

現在，就讓我們沿著這條已被探勘過的小徑前進，探索心識在健康世界中，仍被忽視的其他面向。

【第六章】重現世界的魔力

一切都是活的。我們以爲萬物皆有一死，
不過只是一種抽象。

——物理學家大衛・玻姆（David Bohm）

生命的起源是個謎。多數科學家相信生命始於單純的含碳分子與某種原始湯[註一]所發生的交互作用，經過數十億年的演化，這些物質的合成越來越複雜，逐漸演化成單細胞生物，然後才發展爲較高層次的生命形態。在這個錯綜複雜的演化過程之中，我們所謂的心識或是意識，在某一階段「形成」。詳細內容說法不一，不過基本上不脫這點：心識是附帶的現象，是大腦和身體等物質的附加資產。

心識是怎麼產生的？

如果你還是搞不清楚心識究竟是怎麼產生的，你並不是唯一一個，像約翰・埃克勒斯爵士

（Sir John Eccles）等傑出科學家，也是一樣被兜得團團轉。這位諾貝爾神經生理學獎得主在《為人奇想》（*The Wonder of Being Human*）一書中，反對意識意外出現的理論。據埃克勒斯觀察，「不管是要叫它意識還是心識，這個抽象奇妙的東西究竟是怎麼出現的，再完備的『自然法則』都無以說明……宣稱身體發展到某種複雜的程度之後，意識便突然出現……不過是我們的揣測。」埃克爾斯還質疑下述這個普遍的想法：意識「成」不了事——控制我們行動的是大腦，而不是意識。「意識時有作用、時無作用，所以不能納進演化理論中來談。如果我們根據生物演化的理論來看待意識，意識必須能夠影響腦神經的生長與隨之而來的行為變化，意識才能夠演化與發展。」

埃克勒斯還聲稱，意識本質的物質說是一種反證法。〔註2〕他引用哲學家卡爾．波柏（Karl Popper）說過的話：「根據決定論（determinism）〔註3〕的看法，任何這類的理論之所以存在，例如決定論本身，是基於信仰者的特定生理結構，也許是他的腦部。因此當我們認為有論點或理由讓我們接受決定論時，我們就是在欺騙自己，而且是在生理上就被決定要欺騙自己。我們的看法與信仰都是由純粹的生理狀況——包括了我們的環境所決定的。」

波柏鄭重提問：歸根究柢，我們又為何要聽信「精神唯物主義者」之言呢？根據他們的說法，心識來自身體，自由意志不過只是錯覺。如果精神唯物主義者說得沒錯，那他們自己也不過是大腦的工具，他們的理論並不是出自觀察歸納，而是大腦指使他們說的罷了。哲學家及科學家威利斯・哈爾曼（Willis Harman）表示，意識唯物論者面臨了一個尷尬的處境。他說：「長達三百多年來，科學一直建立在這個假設上：意識因其偶發性而無須納入。可是，有誰是眞的這樣在生活的？沒有人會說：『我的意識——或是我的心識並沒有決定能力，不能幫我在生活中抉擇，也不能促使我付諸行動。』」

徹查大腦

哲學家兼科學家大衛・達伶（David Darling）歸納意識唯物說的問題：

越來越多科學家忙著在大腦裡面翻來找去，想要了解意識的運作過程。法蘭西斯・克里克（Francis Crick）、丹尼爾・丹尼特（Daniel Dennett）、傑瑞・愛德曼（Gerald Edelman）和羅傑・潘羅斯（Roger Penrose）等人，均在科學界享有盛名，也都曾企圖對意識提出解釋。他們的說法也許不一，目的卻都在說明，意識不過是大腦物質與化學過程下的附加現象。可惜，他們的理論並不成立，失敗的原因不在於理論模型不夠精確或仔細，而是從一開始，企圖了解意識就是一件不可能的事情。我們再怎麼分析大腦機制的演變或發展，也無以說明意識的存在。沒有任何理論能解釋爲何大腦不該產生意識，而我們卻都有「意識存在」的感覺。因此，我相信只有一個很簡單的解釋：意識根本不是大腦製造的，正如電視節目不是由電視機所製作的。

在教科書上學得到的心識概念，或多或少都帶有必然性。好比寬大的畫布上已經留下粗寬的筆跡，我們只是在小地方修修補補。這種自以爲是在科學史上並不稀奇，直到因爲某些不期而遇的發現而眞相大白，水落石出。此類例子在十九世紀末期有最戲劇化的表現。物理學家亞柏特·邁克爾遜（Albert Abraham Michelson）推翻了「以太」存在的假說。一八九四年他信心滿滿地表示：「物理科學重要的基礎法則及事實均已出現，這些事實證據確鑿，新的發現會推翻這些既有事實的可能性微乎其微……未來的發現必須從小數點後六位數〔註4〕下手。」

約莫同期，洛德·開爾文（Lord Kelvin）則聲稱，物理及物理學家可以做的都做完了，只有一些問題得要處理處理，事實上他還建議年輕的科學家往別的領域發展。一八九九年，邁克爾遜的預測才過五年，物理界立起波濤。馬克斯·普蘭克（Max Planck）發現了能量的本質並非平穩衡定，而是間斷不連貫的，由他稱爲「量子」的東西組成。而一九〇五年愛因斯坦（Albert Einstein）發表相對論時，認爲凡事皆可預測的機械觀看法便成了過去式。

意識新觀

心識唯物觀的前後矛盾越來越明顯，科學家沒有對這些矛盾保持緘默，紛紛大聲疾呼。大衛・察姆斯（David J. Chalmers）是數學家、哲學家，也是認知科學家。一九九五年十二月他在《科學人雜誌》（*Scientific American*）發表一篇名爲〈意識經驗之謎〉（The Puzzle of Conscious Experience）的文章，提到意識無法套用唯物觀的原因：「沒有人知道這些在大腦裡的生理過程爲什麼伴隨著意識經驗，何以大腦處理一定波長的光線時，我們會覺得是紫色？我們的經驗又是從何而來？沒有意識的機器人如果跟我們做一樣的事情，是不是也會得到相同的結果？」

察姆斯說到，目前神經科學研究的是大腦處理資料的物理方法，這方面的研究只探觸到他所謂的「簡單的問題」。他說：「化繁爲簡，從簡單問題上得到結論，這是化約主義的研究方法，不過，這些結論碰到困難的問題就沒什麼用了。」所謂的「困難問題」就是人類爲何會有意識經驗？科學家又要如何從研究生理過程來使意識經驗顯現出來？哲學家喬瑟夫・勒維納（Joseph Levine）認爲，生理過程和意識之間存在「解釋上的鴻溝」，除非我們找到答案，不然永遠跨越不了這道鴻溝。察姆斯相信：「要越過這個鴻溝，需要一種新的理論。」

察姆斯並不寂寞。物理學家史蒂芬・溫柏格（Steven Weinberg）稱物理爲「萬物之理」，宇宙間任何知識都可以用物理來演繹。「不過，」察姆斯引用溫柏格的話說：「溫柏格的確承認，意識是個麻煩。物理理論若眞無所不能，何以找不出任何法則可以推導出意識的存在？若意識不能用物理法則推演，物理理論就不能說是萬物之理了。最終的理論必定要再包含某項額外的基本要素才行。」

「要達到這個目的，」察姆斯又說：「我提議將意識經驗視爲一項基礎特徵，無法再化約成更基礎的東西。」

物理學家尼克．赫柏特（Nick Herbert）在其《基礎心識》（*Elemental Mind*）一書中也斷言，意識普遍存在，它是世界的基本物質，與質量、能量無異：

> 中古世紀哲學家低估了整個實體世界的大小，這是一大錯誤。地球、七大天體，加上但丁的地獄同心圓，這些就是中古世紀想像中的宇宙總和。當時根本沒有人想到太陽系，更不要說銀河系中長達數十億光年的星體。我相信，研究心識的當代科學家正在重蹈中古世紀這個錯誤，徹底小覷宇宙間意識的大小。如果心識是自然界的根本力量，有一天我們可能會了解到，光是在這個房間之中的心識質量可能就超過了整個龐大的物質宇宙。我承認我的確認爲意識力量是很龐大的——比我們任何狂妄的夢想都要龐大。在此我提出一個「量子泛靈論」（quantum animism），主張心識滲透在世界的所有層次。我主張心識是一種基本力量，與物質一起聯手編織出我們日常世界的種種細節。

其他還有一些新興觀點，與普遍流行的意識唯物說唱反調：

● 劍橋大學凱文迪斯研究室（Cavendish Laboratory）的諾貝爾物理學獎得主布萊恩．約瑟夫森（Brian Josephson）相信，意識的偶發力量與基礎物理的「非局域性」（nonlocality）理論的發展有某種關連。他提出：遠距、同步、「非局域性」等次原子現象，也許可以用來解釋心識的非局域性行爲——包括心電感應、透視、超個人心像以及遠距代禱等等。約瑟夫森認爲，這些遠距的心識聯繫是透過人類的獨特能力——從不同的知覺與經驗尋找出一種意義或模式。

● 英國生物學家魯珀特．雪德瑞克（Rupert Sheldrake）也在《改變世界的七項實驗》（*Seven Experiments That Could Change the World*）中提出，意識是非局域性的延伸。雪德瑞克表示，意識也許透過大腦運作，卻不受大腦限制。他相信，心識並不被自然界的既定法則規範，他甚至認爲自然界不存在可以解釋所有現象的恆定法則。他篤信自然法則並非既定不變的事實，而是事件的模式，就跟習慣一樣，習慣成自然，一再重複就容易定型。事件發生越頻繁，將來發生的機率也就越高。雪德瑞克堅持，意識是能夠影響自然法則的一項因素。

● 已逝的物理學家玻姆提出，大自然中存在著多層次的秩序，有一個外顯的世界，構成了我們的日常生活；此外，還有數層看不見的秩序，他稱之爲隱含秩序。在隱含的領域，包括意識在內的一切事物，都與所有事物有所重疊。玻姆說道：「因此，我們發展出一種新的整體性概念，否定了將世界視爲可局部獨立存在的傳統分析方式。這意味了諸事萬物可能都有意識，只是大小程度不一罷了。」

意識的本質說逐漸崛起，以上見解只是其中一小部分。這些跟意識有關的看法全都指出，意識爲宇宙基本要素，範圍遠超乎人類肉體所及。如今這些看法只是借用科學代言，事實上這些觀點並不是現在才有的。誠如達伶所述：「心識爲宇宙根本，無所不在，此一觀念可以回溯至兩千年前的神祕傳統。」

魔幻的世界

科學哲學家莫里斯·柏曼（Morris Berman）在他的《世界的魔力重現》（*The Reenchantment of the World*）一書提到：一直到科學革命前夕，西方世界對自然始終保有一種魔幻觀感。人類看待岩石、樹木、雲朵皆充滿驚奇，生意盎然，我們在這樣的環境中感到自在。簡而言之，宇宙是我們的歸屬。身爲宇宙一員並不是與宇宙保持距離、冷眼旁觀，而是直接參與其中。個人的命運與宇宙命運同舟共濟，這樣的關係賦予生命一定的意義——「參與意識」（participating consciousness），包括跟自身環境的結合，以及對周遭的認同，彰顯出一種早已不存在於現實中的心靈整體。

時至今日，我們一心想要揭開世界的神祕面紗，不再認爲這個世界充滿驚奇。從十六世紀以來，心識一直不被現象世界看在眼裡。今日，科學理論完全以事實與行爲爲依歸，這種情況也就是科學史家所說的「機械哲學」。科學上的進展已開始質疑這種觀點，例如量子力學或某些當代的生態研究，但是這仍沒有眞正打擊到這種主流的思考觀點。這種觀點可以描述爲一種失去魔幻、不參與的態度，因爲它堅持要強硬地劃分觀察者與被觀察的對象。科學的意識是被隔離的意識——不只與自然沒有融洽的關係，還一刀兩斷，切割得乾乾淨淨。

人類歷史發展的過程中，大多數的時間世界都有它的神奇魔力，人類看待自己爲其中的一部分。才不過四百多年左右，這個觀點就完全逆轉，人類經驗與過往南轅北轍，人類精神的完整也因此被摧毀。整個星球也幾乎要被毀掉了。讓世界的神奇魔力重現是我們僅存的希望，至少對我來說，這是拯救這個世界唯一的希望。

我認爲我們目前正處在讓世界魔力重現的過程中，生物學、物理學、認知科學、醫學，以及訊息理論等各領域的發展方向，無不有助於推動這個過程的進行。如果我們還對這個世界抱有希望，希望加速這些外在動力，首先要喚起一種與社會看法相異的思考方式。這個新的思考模式曾被稱爲隱喻、象徵、詩意、想像力。然而，當我們用這些方式思考時要注意，千萬不可矯枉過正，走到極端去，只剩無謂的幻想跟錯覺。我們必須了解，隱喻、詩意及象徵也有它們自己的規則。我們要先捐棄成見，才能用這個新的方式思考。

哲學裡面的「情感誤置」（pathetic fallacy）就是一個很好的例子；這個理論認爲把人類情感反射在沒有生命的東西上，這種行爲是錯的。多數唯物主義者對這個概念二話不說就點頭稱許，因爲這些東西不是活的，不可能有感覺。說大海「憤怒」不對，說這首歌「悲哀」，或者拉鍊「頑強」，都有問題。

古時候的人是對的嗎？這個世界是有魔力的嗎？事件可以變成活的嗎？在某些狀況下，沒有生命的世界也會充滿意義，顯現豐富的智慧。石頭、咖啡杯、汽車之類的東西不是活的，可是它們有時候也會用自己的語言說話，以它們自己的方式傳達訊息。所以與治療相關的用具：聽診器、針灸的刺針、藥錠、藥草，各式各樣的藥物等等，都可能跟我們進行深度交流。

我很清楚這類思考方式有點瘋狂，不能被醫學接受不容忽視的，越來越多值得尊敬的科學家和思想家都開始在探討這個想法，以下我將一一說明。

榮格與同時性

物理學家大衛．皮特（F. David Peat）在《同時性：物質與心靈之間的橋樑》（*Synchronicity: The Bridge between Matter and Mind*）一書中討論榮格的學說，說到世界有其心靈性（psychoid）或心識性（mindlike），因爲這個特性，人類跟自然界之間存在一種特殊的連結。這個連結偶爾會產生同時性，榮格一九二九年在倫敦塔維斯杜克醫療中心（Tavistock Clinic）演講的時候第一次用到這個詞，在與知名物理學家沃夫岡．鮑利（Wolfgang Pauli）合著的《精神靈魂之本質與解析》（*The Interpretation and Nature of the Psyche*）及其個人的《同時性：非因果性聯繫的原則》（*Synchronicity: An Acausal Connecting Principle*）書中皆有說明。皮特引用榮格對同時性的定義：「兩件或多件因果不相關的事件，彼此意義相同或相近，碰巧同時發生。巧合如果真的太巧，就很難再用純粹的機率來解釋——一次又一次地發生，發生次數越多，互相關連程度越大，這不能再被看成意外，而是有意的安排。」

皮特說到：「同時性好比一面鏡子，將內心活動顯現於外，讓我們正視一些轉變。因此，當生活起了重大變化，多半也會是同時性出現的時候；例如，生死、戀愛、接受心理治療、從事極具創造性的工作，或者甚至只是換工作。這種情況好像是內在的重建引起外在的共鳴，或者說是『內在能量』爆發，向外傳導到實體世界。」

榮格在自傳《回憶．夢．省思》（*Memories, Dreams, Reflections*）一書裡，記錄了一九〇九年的一樁同時性事件，發生在他自己跟佛洛伊德之間。該年他到維也納拜訪佛洛伊德，三年之後他們的合作關係破裂。當時榮格想要了解佛洛伊德對超感官知覺（ESP）的看法，佛洛伊德晚年比較能夠接受這個概念，可是當下他並不願意表示意見。榮格描寫事情發生的經過：

> 佛洛伊德往這裡走來的時候，我有一種很奇怪的感覺，我的橫隔膜好像是用鐵做的一般，又紅又熱，簡直就像是一個火紅的火爐。就在這個時候，我身邊的書架傳來巨大

的聲響，我們兩個一下子手足無措，很怕書架倒下來壓在我們頭上。我對佛洛伊德說：「你看，這就是催化的外在化現象的例子。」

他大叫：「哦，拜託，胡說八道。」

「教授先生，我沒有胡說。我證明給你看，我現在就可以預測，等一下這個聲音會再出現！」

說時遲那時快，我話才剛說完，書架旁邊又傳來一大聲響，震耳欲聾。

到今天我還是不曉得我當時怎麼會那麼篤定，可是我就是有十足的把握，認定轟隆的聲音還沒結束，絲毫不存懷疑。佛洛伊德盯著我，他嚇呆了。

榮格的這個想法——情緒狀態的「外在化」，徹底呼應物理學家皮特有關自然能反應情緒的論點。或者，依照生物學家華生在《萬物根本》一書中的說法，是大自然不知不覺地取了我們的「情緒指印」。

物件的反撲

自然是否也有邪惡的一面？事物會不會反擊？東西對人會不會也有情緒？奇珍異石之類的東西，跟人類長期相處，投射出人類的感情，也許這些東西可以提供我們一些線索。

華生在《萬物根本》當中提到，「戀物是人類的偏執。世界各地的人無不對石頭心存崇拜，大量收集奇珍異石，從賞玩石到墓碑石，種類之廣令人驚嘆。我們這麼喜愛石頭，如果石頭眞的飽含我們的情緒指印，這也不足爲奇。在情緒指印的作用之下，無機、無生命的東西也開始展現生命的形態，結果可能令人咋舌。」

華生提到希望之星鑽石（Hope diamond），有些東西有它自己的邪念，希望之星則可以作爲厄運的代表。沒有人曉得這個深藍色、心型的石頭是從哪來的，不過傳說中它是被人從神像處偷來的。一六六九年塔維尼耶（Jean Baptise Tavernier）將其帶到歐洲賣給太陽王路易十四。繼任者路易十六把它給了瑪麗皇后。一七九三年路易十六跟瑪麗皇后雙雙遭到砍頭之際，鑽石不見了。後來出現在阿姆斯特丹，鑽石被切割過，接著又被偷了。這次小偷把它帶到倫敦，一八〇三年這名小偷在倫敦自殺，接著鑽石落入一個名爲霍普（Hope）的銀行世家手裡。鑽石立時成爲爭議的焦點，霍普還因此上了法庭。一九〇一年鑽石賣給一個法國交易商，這個人也在一年內結束自己的生命。接著鑽石到了俄國王子伊凡（Ivan Kanitowsky）手中，再被借給女演員拉德赫小姐（Mademoiselle Ladre），隔天晚上拉德赫小姐戴著這顆鑽石出場，一登上舞台就被舊情人開槍射死。不久之後伊凡王子也被革命者刺殺身亡。

希臘珠寶商蒙薩里迪斯（Simon Montharides）是下一個主人。蒙薩里迪斯開著車到一處斷崖上跟阿布達爾哈密（Abd-al-Hamid）蘇丹王進行交易，這位蘇丹王就是人稱的「土耳其罪人」，在一八七六到一九〇九年統治土耳其期間，屠殺無數。交易之後沒多久阿布達爾就被罷免，此時寶石透過法國卡地亞公司的安排，在一九一〇年輾轉賣給美國的邁克琳（Evalyn Walsh McLean）。據稱邁克琳經常佩戴希望之星，後來她九歲的兒子被車子撞死，二十五歲的女兒死於安眠藥服用過量，丈夫在精神病院酗酒致死。一九四七年邁克琳死於肺炎，寶石被交付信託，直到最小的孫子年滿二十五歲，六個孫子才能繼承這顆鑽石。她一過世，整個家族就展開鑽石爭奪戰。為了支付房子的抵押和債款，鑽石被賣求現。一九六七年十二月邁克琳家族的成員艾凡琳被發現死在達拉斯家中——她是前任寶石聯合繼承人當中最小的一個，才剛過二十五歲生日不久。希望之星的死亡餘波似已平息，幾個世紀的遊蕩易主，至今終於告歇，最後它被收藏在華盛頓的史密森尼博物館（Smithsonian Institution）。

希望之星有什麼能耐，可以一而再、再而三地刷新死亡記錄，讓它的主人或遭不測，或是死於非命？找得到明確的答案嗎？付得起寶石高價的有錢人是不是行事比較鹵莽，所以也比較可能碰到無妄之災？如果他們聽都沒聽過「死亡之星」，不曉得它的厲害，他們還會死得一樣淒慘嗎？或者，如果石頭會說話，它講的話會不會是狠毒的？這個世界上有沒有「不祥之石」呢？

石頭會說話？

另外，華生也提到一九六五年在約翰尼斯堡的戴比爾斯實驗室（De Beers Research

Laboratory）的有趣發現。該實驗室的科學家發現，希望之星之所以有深藍色的色澤，是因為在結晶的過程中碳原子被硼原子取代的結果。華生寫道，「因此，希望之星才會變成電流的半導體，從一開始就是這樣。」華生在書中引用化學家唐．羅賓斯（Don Robins）的理論，羅賓斯認為，人類神經與人造半導體極為相似，由於兩者間存在高度的相似性，所以人類的能量跟建築物、石頭或是手藝品之間會產生一定的循環反應。羅賓斯表示，我們也許有這項能力，可以將電子或訊息軌跡刻印在水晶或寶石上。或者，我們的身體藏有「石頭的記憶」，碰到特殊情況會被激起或釋放。羅賓斯認為，人類跟寶石多半在聲音跟旋律之下結合，「像宗教音樂、吟誦、祈禱、舞動、擊掌及歌曲等等，這些規律的節奏會發出一定的訊號，石頭同時也會記錄這些訊號；不管是廟宇、教堂、神社，還是立石，石頭跟人類一起營造出神聖的氣氛跟感受，就連長年廢墟都留有這種氛圍。」

這並不代表寶石跟人類一樣也有意識，可是華生說道：「寶石會佈下軌跡，引導我們的心識狀態。換句話說，此類寶石的存在，讓我們更加意識到『過往的回音』，導致產生某些特別的意象。」按照華生的說法，這些回音是不是一再引導我們重複特定的行為，以致於希望之星這顆「遭到詛咒的鑽石」才會帶來接二連三的厄運，讓主人難逃一死？

物件的報復

物件會反過來給人一記，汽車的例子也許是最誇張的。「沒有一項產品能夠引起這麼大的情緒，或有這麼強的力量可以帶來改變，以其形象重塑人類社會面貌。」這是華生在《萬物根本》當中的觀察。

從未有任何機器被這樣對待過，好像它是活的，有自己的能力似的。汽車狂多半天生也具有和宗教狂熱者一樣的特質。人類學家安德魯·葛瑞利（Andrew Greeley）指出，汽車展是高度儀式化的宗教演出，是一種公共崇拜的形式，極盡浮華、豪奢。聖堂處女變成了時髦模特兒，加上燈光、音樂，擲下大把銀兩；信眾前來膜拜，充滿敬畏。

汽車將我們的情緒具象化，爲生活添加意義。非生物一旦有擬人化的行爲，往往跟情緒或意義有關係。我們的情緒跟意義可能賦予汽車生命嗎？從華生提到的許多例子，答案都是肯定的。一九七八年在佛羅里達，有位女士把車子停在超級市場的停車場，結果車子卻自行發動、迴轉，從主人身上輾過去，來來回回在主人身上壓過來又壓過去。前來救援的人不知道該怎麼讓它停下來，束手無策長達十五分鐘之久。喪禮上一位朋友提到：「她從來就不喜歡那輛車。」一九八一年在澳洲雪梨，桃樂西·伍得華德（Dorothy Woodward）想要把她痛恨至極的一輛舊車推下崖去，結果自己被車子拖下兩百英呎之深，因此喪生。

再看看以下這個例子，有一輛奧地利汽車製造廠哥拉夫與史地夫特（Graf and Stift）出產的房車，一九一四年斐迪南（Archducke Franz Ferdinand）開著那輛車在塞拉耶佛遊覽時遇刺。兩星期後奧地利第五軍團一位上尉駕駛同一輛車，一個急轉彎衝到一棵樹上，撞死了兩個工人，自己也命喪黃泉。後來車子轉到南斯拉夫政府官員手上，意外再加四起，最後一件還讓他失去一條胳臂。「毀了它，這東西被詛咒了，」他這麼說。不過，車子卻被一位醫生買走，後來這個醫生因爲一場意外被車子壓得血肉模糊。接著這輛倒楣的車子轉賣到一位富商手中，最終卻被人發現他在車子裡面結束了自己的生命。然後是一位瑞士賽車手，他第一次開這輛車出門就撞上一棟建築物，一命嗚呼。車子接下來被一位農人買去送修。某天，車子拋錨必須拖吊，怎知車子卻從拖吊車上鬆脫掉了下來，車主被車子撞上，一命嗚呼。某位技工將這輛車子修修補補，借來載四位朋友要去參加婚禮，結果跟一輛來車相撞，無一人倖還。最後奧地利政府把車購回並修好，才阻止它繼續殺生。如今這輛配有四缸引擎的哥拉夫與史地夫特——相當汽車界的希望之星，存放在維也納的軍事博物館永久展示。

華生提到，無生物體中最離譜的失控例子，是一九五五年演員詹姆斯．狄恩（James Dean）所購的保時捷史派特（Spyder）。狄恩撞車身亡之後，史派特的殘骸被汽車設計師巴瑞斯（George Barris）買走，想要拿來廢物利用。車子才剛送到技工的後院，就從卡車上滑下來砸向技工，害得他斷了一條腿。巴瑞斯又把引擎賣給一位醫師，這個人也是賽車狂熱者，他頭一回開著裝有史派特引擎的車出門就撞車喪生。史派特的傳動裝置又被另外一位醫師買走，這醫師在一次賽車中嚴重受傷。至於保時捷車體則被送往加州展示，宣導交通安全。但運送這部保時捷的卡車在運送途中打滑，駕駛因此喪命。過了一陣子，史派特的殘骸在運往奧克蘭途中，在另一輛卡車上突然解體了，一部分掉到路上造成一起意外，其他沒掉下來的，因為卡車煞車失靈，通通撞上一家商店。裂成碎片的保時捷殘骸被用火車運到邁阿密做另外一項展示，結果沒抵達目的地，大概一路上一樣一樣讓狄恩迷給偷走了。

「整件事非常離奇，」華生也承認。「當然也可以說沒什麼，剛好是幾件奇怪的意外。可是，怎麼會在同一輛車上連續發生這麼多起事故呢？」

物件與醫療

我們習慣黑白分明的世界，東西不是活的就是死的，無生物享有的尊重絕對比不上活的、有感覺的有機體。要說東西也有善行或惡端，或者不刻意加諸價值，只說東西有行為能力，這對於二十世紀任何受過教育的人來說都是荒謬可笑的。可是偏偏物件又不斷在累積意義，尤其長期跟人類接觸之後，它們好像能夠掌握我們的感情，與我們的情緒產生共鳴，在我們最不注意的時候回應我們的想法，闖入我們的生活。這一點對醫療具有深遠的涵意。

治療時用到的無生命物件呢？它們對我們的情緒、感情、意義會有反應嗎？無機體會不會中傷或害死病人，就像希望之星或是保時捷史派特有過的記錄一樣？醫藥殘留毒素或手術意外致命只是偶發事件嗎？注射針筒、膠囊、藥片、解剖刀會不會反抗？爲什麼有些治療方式由某些治療師使用就有效，某些治療師用來就沒效呢？同時，從控制研究看來，有些結果爲什麼又反應出執行者的情緒或想法呢？馬瑞林・胥利茲（Marilyn Schlitz）博士是加州思維科學中心（Institute of Noetic Science）的研究主任，多年從事控制研究的觀察。他發現，研究主持者的成見或是態度會影響研究的結果。這是怎麼一回事？如果我們繼續認爲這個世界沒有思考能力，沒有生命的東西就沒有反應，那麼我們永遠找不到答案。

如果健康醫療人員在使用「醫療物品」時心存崇敬跟敬畏，它們是否也會多少給我們一些回應？醫品的副作用會不會少一點？要是我們對聽診器、牽開器、耳鏡的貢獻心存感激，它們會不會更無保留地鞠躬盡瘁？我們要是多一點尊重，是不是就能用這些工具聽得更仔細，看得更完整，做得更好？

新泛靈論

許多人認爲，我們已經有長足的進步，將意識大幅運用在醫療之上。的確，冥想、催眠、心像、禱告、自我覺醒、預防等與意識相關的方法，至今已經紛紛引進醫學界。可是，普遍說來，醫學界運用意識的態度還是太過保守，看看我們談論意識的態度就知道。我們幾乎只論心識—身體之間的醫學，只看個人意識對個人身體的影響，心識—身體醫學其實已經變成「個人意識，個人身體」的醫學。這個發展並沒有錯，可是並不完整。我們尚未完全運用意識的非局域性跟超個人的特點：用我的意識去影響遠距離外的你的身體——你可能不曉得正在進行，可是效果如出一轍；反過來，你的意識也有同樣能力，足以影響到我。

現有的意識觀點有嫌落伍，也過於自大。多數人仍舊認爲人類是宇宙的中心，從自我的角度來看「意識」——所以，意識只有人類會有。我們在自己跟所謂的低等生物或是「無生物」之間劃下一道界線，從定義上堅持後兩者沒有意識可言。我們談意識談得冠冕堂皇，結果還是很表面，仍在多數人認定的「心識能量」層次上打轉。你會發現，大家還是寧可相信人類的地位特殊優渥，世界上其他一切都低於人類一等。

意識與治療的整合需要繼續往前推進。除了賦予我們自身的心識與意識重要意義之外，我們必須謹記：萬物皆有意識，無論是細胞、組織、細菌，或是我們使用的器具、醫師開的藥方、穿的制服、工作所在的建築等等。

我很明白這麼想會有什麼危險。不過，不要擔心自己會過度幻想，也不要讓任何阻力中斷我們對無生物世界的探索。讓我們再一次回顧，在人類歷史上，自然界具有生命的觀點一直都是很平常的。我們只是一時失去方向罷了，只要我們願意，絕對可以循著軌跡重返正途。同時也不要忘了，當代有這麼多科學家，以他們無窮的創造力，提出不同的法則幫助我們了解意識的本質，找出意識的根本以及自然界的意識，協助我們跟這個神奇的世界共處。我們的這項優勢，是前人沒有的。

讓我們賦予「新泛靈論」（new animism）應有的重視，不只是出於直覺的需要，更是因爲支持普遍意識觀點的經驗數據數量之多，超乎我們的想像。科學界很多領域的實際調查均一再證實，意識跟非生物世界或半生物世界之間，具有非局域性互動的能力——像是人類與機器的互動、超個人心像、意志力，以及遠距、居中祈禱等等，其中的互動對象除了人類之外，還包括細菌、菌類、酵母等「低等生物」，以及形形色色的細胞組織。從這些調查可以發現，非人類事物對人類的思考及情緒的確有所反應，因此，我們不能視其爲沒有生命的世界。

心理學家威廉．詹姆斯（William James）曾經說過：「沒有一項科學方法，可供人類找到不偏不倚的立足點，使我們避免過度相信，也不要我們過度懷疑。我們沒有辦法逃開這種過與不及的兩難，人類唯有藉助高度的智慧，才能在這兩者之間找到正確的航道。」

要怎麼找到正確的航道？至少，我們得要遵循赫曼．赫塞（Hermann Hesse）說的「血脈的低語」——用我們的直覺和預感來下賭注。其次，我們必須從故事跟經驗中學習，正如本章所描述的這些故事，都是在人類生活中自然發生，毫無預警地來到。最後，我們必須讓我們的結論跟理論接受最嚴厲的實驗測試。唯有如此，我們才有可能重新學習，再次聆聽石頭的細訴。

譯註

〔註1〕：primordial soup，含碳分子溶解到原始的海洋中，經累積而聚合成生命的形態。

〔註2〕：reductio ad absurdum，又稱歸謬法、背理法，是使用反例來證明正面命題之眞確性的一種邏輯證明方式。要證明某命題成立，先假設該命題爲錯，然後證明該假設爲錯，則原命題成立。

〔註3〕：哲學理論之一，主張事物具有因果聯繫性、規律性與必然性。這個學說排除自由意志，認爲包括人類思想及行爲在內的一切事件，均受到先前存在的原因所決定。

〔註4〕：意指高精度實驗。

【第七章】開懷暢笑

有則阿帕契（Apache）神話提到，造物者創造了人類這種兩隻腳的動物，同時賦予他一切能力——會說、會跑、能看，還能聽。不過祂並不滿意，除非人還會做一件事情——笑；不管男人、女人，敞開心胸，開懷大笑。然後造物者才說：「現在你們適合生存了。」

幽默在天上也許能主宰一切，就像神話所說的，但是在人間就好像非常貧乏。孩子還小的時候，大人還可以忍受他們的笑聲，但隨著他們漸漸長大，我們就會開始要求他們要有符合年齡的樣子，成熟一點，嚴肅一點。

我們的宗教傳統更助長這種情況，像是連連遭到禁慾遺毒所害，不停在傳達一個訊息：笑聲很危險，它跟罪愆是近親。布萊恩．西華德（Brian Luke Seaward）在《壓力管理》（*Managing Stress*）一書中描寫虔敬與玩樂之間水火不容的關係。據他觀察，「笑聲並非總是受到贊同。中世紀的歐洲人及北美東岸的清教徒等，都把笑聲當成魔鬼的傑作。被逮到大笑失聲的人通常被指控為巫婆，或是被撒旦附身。許多基督教派都認為幽默是罪惡的顯現……直到二十世紀，人們才開始冒險在照片裡微笑。」

精神科醫師及作家雷蒙．慕迪（Raymond Moody）在《笑不可抑：幽默的治療力量》

（*Laugh after Laugh: The Healing Power of Humor*）中，直接引用柴斯特菲爾爵士（Lord Chesterfield）一七四八年的說辭，闡明笑聲令人沈淪：

> 笑聲在任何場合都是傷風敗俗，猥褻粗鄙的。
> 笑聲蒙蔽眞理，痲木心靈，渾淆視聽。
> 因此，眞正舉止合宜的人只會露出微笑的模樣，卻從來不曾大笑失聲。

幸好，西方許多具有影響力的思想家並非如此無情，他們仍舊認爲生活中要是少了幽默感，就像是少了什麼極其重要的東西。歌德（Goethe）說過：「寬大爲懷的人覺得什麼都好笑，理性僵硬的人則相反。」席勒（Schiller）說：「人只有在輕鬆玩樂時，才是完全的人。」叔本華（Schopenhauer）則說：「幽默感是人類唯一神聖的特質。」

定義幽默

有時候，單單只是對幽默跟笑聲下定義就很有趣：

- 「笑聲，（是）對幽默的行爲反應。」
- 「不由自主的笑是因十五條顏面肌肉協調收縮所造成，它規律地發生，偶爾夾雜著換氣。」

●「微笑包含許多複雜的臉部動作……扯動並微揚嘴角，上唇提高、露出部分牙齒，銜接嘴角跟鼻翼的溝紋形成弧線……眼睛下方浮現皺紋……以及眼睛嶄露的光芒。」

雖然這些定義顯得相當嚴格，在生理上也描述得很精確，但卻不能解釋幽默跟笑的感覺。要了解此一差別，只消看一下最普通但又無比神奇的現象：搔癢。

哲學家寇斯勒在其劃時代著作《創舉》（*The Act of Creation*）中觀察到：「對搔癢這個無傷大雅的遊戲，實在很難歸納出放諸四海皆準的公式，用以說明笑聲的由來；它是逼得喜劇理論家宣告放棄的絆腳石，要不就是理論到此便行不通。」。人們一度相信，搔癢引發的笑聲只是在皮膚生理刺激下單純的機械反射動作。不過，事情沒這麼簡單，寇斯勒解釋：「如果蒼蠅停在馬肚上，皮膚會產生收縮，跟小孩被搔癢時的扭動情況一樣，但是馬兒被搔癢的時候可沒大笑。」達爾文等自然學家將這種扭動的行爲解釋成是保護身體脆弱部位的天生防衛機制，以免像是胳肢窩、腳底、頸子、肚腩、脅腹等部位受到攻擊。可是，這又跟笑聲有何關係？

要了解搔癢的原理，非將心識納入討論不可。小孩被搔癢會發笑，是因爲他們曉得你是假裝攻擊、侵略，他們知道你其實是想要愛撫他們。這說明孩子只有在被別人搔癢時才會笑，自己對自己搔癢時並不會想笑，寇斯勒這樣強調。正因如此，躲貓貓才會引起這麼多的笑聲。驚訝也有助於引發笑聲，例如在出乎意料的時間地點下被搔癢。

另外寇斯勒也說，若要搔癢逗寶寶笑，得讓他們有安全感才行。實驗顯示，一歲以下的寶寶被媽媽搔癢跟被不認識的人搔癢，笑出來的機率，前者的可能性比後者高出十五倍之多。媽媽可信得過，至於陌生人？你永遠不曉得究竟他們是玩眞的還是玩假的。

對嬰兒搔癢讓我們得以了解成人的笑聲。例如，在喜劇裡，「哈癢的人」多半表現得像是假的侵略者，我們曉得他的侵略不是眞的。沒有威脅，才笑得出來。同樣的道理，當恐怖片達到高潮時，自己彷彿化身爲片中的受害者，氣氛這麼恐怖緊張，我們怎麼還能笑得出來？就是因爲我們知道自己沒有眞正受到威脅。

幽默與大腦

有沒有所謂的「幽默中心」？笑的時候牽動的是大腦的哪個部分？美國威廉與瑪麗學院（College of William and Mary）的研究人員彼得．德克斯（Peter Derks）記錄了人類聽到有趣內容時的腦電波變化。剛開始講笑話的時候，左半邊的大腦控制主要的活動，藉以分析處理資訊；接著主要活動移到前葉的情緒中心；再過一會兒，當人試著要「了解」笑話時，右半邊的大腦也開始參與其中。幾毫秒的時間內，在發出笑聲之前，大腦活動擴散到枕葉，感覺的訊息被處理。當這個人「了解」了笑話並開始笑，δ波（delta waves）會增加並達到最高點。德克斯的發現顯示，沒有所謂的「幽默中心」；當我們體驗到愉悅跟笑意時，是腦子裡面許多部位在共同合作。

藉由正子放射型電腦斷層攝影（positron emission tomography）做的腦血流研究，讓我們對大腦在正面情緒經驗下的運作多了額外的認識。調查人員針對健康女性在悲傷跟快樂狀態下的腦血流狀況進行研究後，發現快樂時不但偵測不出腦血流量有提高的趨勢，甚至在前額葉跟顳頂葉皮質區域的血流量還會減低，顯示正面情緒能讓大腦暫時喘一口氣——「正是有利於治療進行的徵兆。」

過去二十年來是研究幽默的黃金年代，以下是幾個最振奮人心的實驗發現：

- 笑的經驗導致血清皮質醇降低，包括活性化T淋巴細胞，自然殺手細胞的數量和活動，還有含輔助性／抑制性受體的T細胞數量都會增加。這些發現顯示了笑可以平撫身體在壓力下的反應，加強免疫活動。
- 實驗對象在看過有趣的影片或是跟信任有關的帶子後，唾液免疫球蛋白A（IgA）會增加，一般相信這可預防某些病毒入侵。
- 按照作家及編輯諾曼．卡森斯（Norman Cousins）的說法，笑是一種「體內慢跑」，它會造成心跳跟呼吸加快，提高血壓，增加耗氧量，充分鍛鍊臉部跟胃部的肌肉，並鬆弛笑時沒用到的肌肉。在笑完後，這些心血管指數會比放鬆之前降得更低。
- 研究者請職業演員及科學家做幾個典型的臉部情緒，接著釋放過往經驗中的不同情緒，他們發現不同的情緒在心跳、手溫、皮膚電阻跟肌肉張力等方面產生顯著差異。氣憤和恐懼時會大幅提高手的溫度，相較之下快樂時溫度增加的幅度就小了許多。

- 正面情緒的經驗，例如運動帶來的快樂感，會對心血管產生良性作用。
- 會尋求幽默來克服生活困境的人，其唾液免疫球蛋白A含量最高，這顯示長期以開心的態度面對生活，能有效增加個人的免疫力。
- 笑或痛帶來的眼淚跟切洋蔥流下的眼淚，兩者在成分上有莫大差異。「情緒性眼淚」含有高濃度的蛋白質跟毒素，也許有助於身體排出有害物質。

幽默療法

醫學在某種程度上願意接受幽默。自古以來開朗的心情就被認定具有醫療的效果，舉個例子，十四世紀時，歐洲有位外科醫學教授亨利・蒙德維爾（Henri de Mondeville）就建議：「讓醫生負責爲病人規範一套應用開懷和喜樂的療法，准許親戚跟摯友來鼓舞他，說笑話給他聽。」

近代歷史中，卡森斯的例子深具戲劇性，醫療界不得不因此正視幽默的魔力。一九六四年，卡森斯被診斷患有僵直性脊椎炎，脊椎跟關節均嚴重發炎。就連最輕微的活動，像是在床上翻身，都會讓他疼痛不堪。卡森斯多方研究，盡可能了解自己的病情。他發現，心理壓力跟某些特定疾病之間有明顯的關連。假設負面情緒跟生病有關，那有沒有可能藉由正面的情緒來恢復建康？在醫師威廉·希茲格（Dr. William Hizig）的協助之下，卡森斯辦理出院，帶著幽默書籍、勞萊與哈台跟諧星馬克思兄弟的電影影片，住進附近的旅館。朋友剪輯了他最受歡迎的電視節目「偷拍影片」裡的一些經典片段送給卡森斯。他很高興地發現，痛快地笑十分鐘，居然能帶來兩個小時無痛的睡眠。這成爲他治療的一大重點。

希茲格醫師的好奇心也被激起。他密切觀察卡森斯的紅血球沈澱率，若超過正常值即表示有發炎狀況。在他看好笑的電影、書籍前後都做紀錄。結果發現，只消一下子的大笑，沈澱率就會降低幾個單位。更重要的是，降低的幅度甚至還會繼續。

卡森斯深思自己的疾病，寫成了《笑退病魔》（*Anatomy of an Illness*），造成全球轟動。他了解到除了笑聲以外，還有一些事情跟狀況的改善有關，例如，除了專注在正面情緒，他也服用大量的維他命C。幽默並非唯一涉及病情的情緒。他說：「我試著充分利用所有的正面情緒，像是愛、希望、信心、活下來的意志、歡樂、目標、決心。」

卡森斯小心翼翼，避免把笑聲說得好像是萬能仙丹。「很明顯的，對我有效的方法，不見得對每個人都有效。越來越多的研究指出笑聲跟提升免疫力的關聯，不過如果就此下定論，說笑聲或是一般的正面情緒在任何情況下都有效，很可能是不盡負責的說法。對一件事，每個人會有不同反應。這個人認爲是幽默的，也許對另一個人來說卻很乏味。治療得要對症下藥，而且必須爲各個病人量身定作。」

最重要的，卡森斯不想把笑拿來跟傳統的醫療方法抗衡。他繼續說道：「我很擔心這些報端爲我塑造的形象，他們把我說得好像視笑聲爲眞正醫學療法的替代品似的……我再次強調，我的醫生全程參與，我們認爲笑聲是各式各樣正面情緒的代表。」

然而，卡森斯的謹愼與補充並沒有受到多大的注意。在大眾的認知裡，他就是以笑擊退病魔的，因此，新的專業——幽默療法從而誕生。

幽默理論

幽默是什麼？人爲何會笑？這些問題並不簡單，也從來沒有人可以提出令人滿意的答案。在《幽默：上帝的贈禮》（*Humor: God's Gift*）一書中，塔爾．波翰（Tal D. Bonham）提出四大理論，說明爲什麼人會覺得哪些事情很好笑。

優越理論

優越理論大概是歷史最悠久的幽默理論，常被追溯至西元前四世紀的柏拉圖身上。根據這個理論，我們會因他人的錯誤或不幸而笑，是因爲這讓我們感到優越，並能提高我們的自尊，西華德在《壓力管理》中這麼解釋：「通常，被嘲笑的對象越是位高權重，人們就笑得越誇張，例如福特總統打高爾夫從來就不能得心應手；查爾斯王子曾用過碟仙；副總統奎爾拼錯字、講話不得體。」建立在優越感上的幽默要是沒處理好，可能會有一些麻煩，像是跟性別、種族有關的笑話。說也奇怪，以犧牲他人爲樂的幽默竟是宗教傳統的一部分。根據一項調查，《舊約聖經》中有二十九條內容跟笑聲有關，其中十三條跟奚落、嘲弄、嘲笑或藐視有關，只有兩項是「發乎喜悅及歡樂」。

我們很早就開始學會笑別人。針對美國八至十五歲學童所做的一項研究所得到的結論是，「不給面子、給人難堪或是惡作劇的行爲，通常都會引起笑聲，反倒是機智詼諧的言談不受到青睞。」這樣的情況在大家眼中是稀鬆平常的。

這一切顯示出，幽默有其黑暗的一面。在《創舉》一書中，寇斯勒稱「優越理論」爲「墮落理論」（theory of degradation），發現這是歷史上最顛撲不破的幽默理論：

> 對亞里斯多德（Aristotle）而言，笑聲與醜惡、貶抑緊密相連；對西塞羅（Cicero）來說，它是「荒謬之轄……卑劣畸形」；笛卡兒（Descartes）認爲，笑聲是快樂的表現，「混雜有驚奇或憎惡，或甚而兩者皆有」；而培根（Francis Bacon）所列出的一份可笑清單，第一項就是「畸形」……霍布斯（Hobbes）在《利維坦》（*Leviathan*）一書中寫道，「笑聲的來源無他，不過是跟他人的缺點相比較之後，突然覺得自己很不錯的驕傲，或只是跟自己的從前比較。」

失調（出乎意料）理論

根據失調理論（出乎意料）理論，出乎預料可能是幽默的成因，這是很高明的幽默。當我們以爲某事朝既定方向進行，一時之間卻突然轉向，我們通常就會覺得好笑。寇斯勒稱此爲「雙重聯結」（bisociation）——我們以爲無關的兩件或多件事物之間的關連性。

最近，《健康與醫藥的另類療法》（*Alternative Therapies in Health and Medicine*）一書的編輯們有次聚會，我們討論了一些即將付梓出版的研究報告。執行編輯麥可感覺大家需要點笑話放鬆一下，於是傳給每個人看一張有關汽車失事的漫畫：傷者躺在人行道上，旁邊一群觀眾圍觀，一個女人用手肘不客氣地隔開眾人想去幫忙。標題寫著：「讓我過去！我是草藥師。」每個人狂笑不止，因爲沒料到這個女人會有這樣的反應，這種幽默就是出乎意料理論的展現。

釋放／舒緩理論

佛洛伊德相信人會笑是爲了釋放緊繃的神經，這可能是因壓抑思想、敵意的衝動以及性衝動所累積的。他暗示壓抑的程度越高，隨幽默而起的笑聲越大；黃色笑話就屬此類——它剛好也在《今日心理學》的調查結果中名列前茅，是全世界最多人講的笑話。

榮格學派專家克拉瑞薩·艾斯塔（Clarissa Pinkola Estes）在其時代巨著《與狼共舞的女人》

（*Women Who Run with the Wolves*）中提到，性幽默可以扮演重要的角色：

我們可以賦予性以及其他不敬之事神聖的地位嗎？可以的，特別是被應用在醫學上時。榮格表示，如果有人到他的辦公室抱怨性生活，眞正的問題多半出在精神與性靈之上。若某人帶著心靈問題而來，那他眞正的問題往往跟性脫不了關係。

從這個角度來說，性慾可被視爲心靈之藥，因此是神聖的。性笑話若具有醫療效果，那也就是莊嚴的。只要能引發具有療效的笑，無論是什麼都值得崇奉。如果笑聲有益無害，能舒緩、重製、重整、重新肯定動力與力量，就能帶來健康。當笑聲讓人覺得樂於爲人、欣喜於此、意識到愛的存在、強化性愛、解除哀傷、免除怒氣，那它就是神聖的……。在原始大自然中，神聖與不敬，神聖與性慾，不是敵對的兩種力量，而是共生共榮。

神性理論

「上帝有沒有幽默感？」西華德在《壓力管理》中提出這個疑問。「多數神學家認爲也希望有。」

笑聲總是跟神性連結。齊克果一度在想像中，面對著希臘神話中調皮搗蛋的代表水星。在那次經驗中，他發現神對笑聲的肚量很大。

奇妙之事發生在我身上。我眞是欣喜若狂。所有的神祇排成一列坐在我面前，恩准我許下一個願望。水星說：「你想不想擁有青春、美貌、權力、長壽，還是要最美的女子相伴，或其他榮耀？選吧，不過只能選一樣。」我一時有點悵然，仍坦白地對神祇說：「可敬的您，我但願永遠笑口常開。」所有神祇都笑了。從這一點我猜我的願望是達成了。我也發現神祇曉得如何得體地表達，要是祂們嚴肅地回答：「准你這個願望。」那就沒這麼有意思了。

古往今來的智慧先師無不揭示，靈性的領會要從開朗中求得；過於嚴肅、鑽牛角尖並不是一件好事。仙崖（Sengai）禪師就說過：

有些事情甚至智者未能勘破，
愚者卻中的。
邁向死亡途中生命不意展現
自心底笑聲迸發。

幽默會如何幫助心靈成長？請看以下：

● 藉以得知自己的問題，只有在幽默的狀況下我們才會欣然接受這些問題。

● 幽默有打破自我壁壘的力量，而不是使它越來越堅固。猶太學者史畢得．馮果耳（Speed Vogel）表示：「幽默與冥想有部分作用雷同，兩者都讓一切消失——讓你知道自己不在宇宙中心。」

● 幽默能化解自身與旁人之間的隔閡。「幽默有一種連結效果，把人聯繫在一起，起碼在笑話進行時是如此，而連結正是人類心靈安適的基本需求。」西華德說道，他同時引用馮果耳的話：「微笑是兩個人之間的最短距離。」

好幾個當代研究流派認爲，人類意識的某些面向無法歸諸於一定的空間（大腦與身體）或時間（此刻）之下，亦即這個心識特徵是非局域性的——不侷限於此地、此時，而是穿越時空四處散佈。這說明了我們在本質上原就擁有神性與莊嚴性，無所不在、不朽、恆久。而真摯、開懷的笑是與此自覺接軌的途徑，因爲在笑時，我們放開了侷限了自我的「小我」之念。禪宗學者布利斯（R.H. Blythe）就寫道：「笑聲是一種在此又在彼的狀態，讓自我的存在無限無垠地擴展開來。開口笑時，我們從個性的壓迫中解放，不管是自己的、別人的，甚至是上帝的，就連祂都被笑驅除了。」

布利斯表示，笑聲有時會造成欣喜若狂（ecstasy）的危險。Ecstasy一字出自希臘文的ekstasis，意指「使人離開本來的位置」。笑聲提醒我們：自己是無所不在的，使我們離開本來的位置，讓我們在時空中不受限制。

說到這裡，也讓我們來看看歷史上靈性與狂人的關係，像是笨蛋、小丑、弄臣等等。「傻」（silly）一字從希臘文selig而來，意指「有福的」。十六世紀德國偉大的神祕主義者雅各．伯麥（Jacob Boehme）解釋，熱衷於心靈追求的人爲何常被當成傻子：「這個世界偏向於譴責行事與大眾不同的人，並將他們視爲瘋子。所以如果孩子因此嘲笑你，說你是笨蛋傻瓜，你也毋須驚訝，因爲通往上帝之愛的途徑對全世界來說都是愚昧的，對上帝的孩子卻是智慧的。當世俗社會在上帝的孩子身上看見神聖的愛的火焰，馬上會認定他們都變成了傻子，欣喜若狂。」

聖經也支持這項看法：「神卻揀選了世上愚拙的，叫有智慧的羞愧。」（〈哥林多前書〉1:27）「你們中間若有人，在這世界自以爲有智慧，倒不如變作愚拙，好成爲有智慧的。」（〈哥林多前書〉3:18）

從「哈哈！」到「啊哈！」

從古至今，科學發現多半是從玩樂中得到成績。寇斯勒在《創舉》中回想諸多例證：蒸汽機早在西元第一世紀就由希臘發明家希羅（Hero of Alexandria）發明，當時他用以作爲機械玩具，幾乎兩千年後才被改良應用；荷蘭眼鏡師做過多種「望遠玩具」，後來伽利略（Galileo）才將之變成天文望遠鏡；西元前三世紀阿波尼爾斯（Appllonius of Perga）因爲好玩而研究起圓錐幾何，兩千年後才有克卜勒（Kepler）所提出的橢圓行星軌道；法國賭徒梅黑（Chevalier de Méré）懷著對骰子的執迷去找巴斯卡（Pascal），求教賭博機制，因此有機率理論的誕生，奠下現代科學的根基。因此法國學家拉普拉斯（Laplace）歸結出以下推論：「因應遊樂而生的科學，已經躍居人類重要知識寶座。」

康乃爾大學（Cornell University）的心理學家艾莉絲．依森（Alice M. Isen）相信，笑可以提高創造力。她的一項研究是請實驗對象把燃燒中的蠟燭固定在牆上，但不能讓蠟油滴到地板。結果顯示剛看完喜劇片的人比沒有看過的人更能想出新的解決辦法。依森相信，該組實驗對象看過電影之後，從「功能固著」（functional fixedness）變得具有「創作彈性」。

我相信，創造力跟幽默兩者並行不悖，均對心識產生超乎想像的影響。聽笑話的時候，我們任笑話帶領到一個沒有預先設定的境界。如果我們知道笑點在哪裡，笑話就不管用了。聽笑話的過程中，我們願意進入無助的狀態，完全放棄控制。創造的瞬間跟好笑話都有一種水到渠成的神奇效果。創造力就跟幽默一樣，都需要我們交出掌控力，暫時進入無助的狀態。創造力與幽默都是沒有預設下的驚奇，無意識狀態則是這些小小驚奇出現的最佳背景，例如夢中。

一八六五年一個午後，比利時有一位化學教授凱谷爾（Friedrich August Kekule von Stradonitz）正沉入夢鄉。亞歷山大．菲德列（Alexander Findlay）在《化學百年》（*A Hundred Years of Chemistry*）一書中對此記上一筆：

我把椅子轉向火爐，打起盹來……原子再次在我眼前嬉戲，這一次背景中有一團小一點的原子，靠得不太近。在這樣的景象重複下，我的心識之眼看得越來越清晰，各式構造與組織一再顯現；長長的一列，有時還結合得更巧妙，通通像蛇一般蠕動扭曲著。可是等等！那是什麼？其中一條蛇抓住自己的尾巴，它在我眼前旋轉，好像在嘲笑我。這時似乎有一道閃電劈下，我醒來……讓我們學習做夢吧，先生女士們。

蛇咬住自己的尾巴，這個意象對凱谷爾揭示了某些有機化合物並非是開放結構，而是封閉的鏈或環。凱谷爾的夢是一種重組，一種重塑，一種對事物關連的嶄新看法，後來成爲現代科學的一大里程碑，簡直可以算是改變了世界歷史。

好的笑話會讓我們感覺像在跟它玩遊戲；我們放棄主控，任它逗弄，隨它帶領。科學創造力也是如此，雖然這一點一直都被忽略，尤其是被科學家自己忽略；對他們來說，「科學」跟「控制」沒有兩樣。

至此，幽默教導我們：別把自己看得太嚴肅，才能爲生命帶來更豐富的連結。如果我們允許自己「放鬆」，就能逃得掉「職業生涯」這個現代詛咒的魔掌嗎？我們以爲自己是走在職業大道上，結果卻是被職業大道騎在身上。阿基米德（Archimedes）、伽利略、牛頓、法拉第（Faraday）、富蘭克林（Franklin）或是愛迪生等這群大轉彎的天才，又是怎麼考慮一般人眼中的「專業規畫」的？在科學界，特別是現代醫學界，都有過度專業化的不利傾向，難道他們都無視於寇斯勒所提出的「易變，如水銀般靈活」的創意天賦嗎？如果我們容許在生活中發展玩樂般的變化，就像一個好笑話，我們會變得更有創造力嗎？

「幽默」的拉丁文，意指「水分」或「流體」，從辭源上來看幽默是水的形象；水的形象在佛家、道家則代表了流動的自由跟絕對的自然。幽默具有這麼一種水性特質。要明瞭笑話的微妙，就得隨勢而行，任機智移動在此端或彼端。歷史上具創造力的天才都具體體現了這種自由，以及這種自由所產生的力量。

滋養「內在的小丑」

派蒂．伍頓（Patty Wooten）是一位照料重症病患的護士，也是加州「笑笑，有助健康！」健康服務中心（Jest for the Health of It Services）的創始人兼總裁。她相當關心護士的職業倦怠問題，因此進行一項研究，調查幽默在協助護理人員發展控制力及個人能力當中可能扮演的角色。伍頓調查賓州、肯塔基跟加州兩百三十一位護士的內外控信念——是否認爲自己具掌控力，或是受外在事件控制，另外也評估他們的幽默感。實驗組接受六小時的幽默訓練課程，接著得到允許及技術支援，將幽默適度應用在和病人、同事相處之間。她發現，實驗組的外控信念大幅降低，對照組則無明顯改變。她倡言：「這個研究顯示受到鼓勵和引導運用幽默的人，會因此感到自己對生活比較有掌控力。隨時跟我們『內在的小丑』保持接觸，那是人人都有的愛玩、赤子天性，卻因爲工作的嚴肅被我們所遺忘。」

如我們所見，卡森斯相當謹愼地避免誇張幽默的治療效果。對他來說，幽默是全部情緒的象徵，而非只是滑稽詼諧。證據顯示卡森斯說得沒錯，在幽默跟健康之間並無絕對一比一的關係。我們也不要欺騙自己：科學對幽默提出的問題多過它所回答的。事實上，幽默就如電子，太過緊密地觀察只會改變它——這是幽默自身的不確定原則，我尊重幽默這項不確定原則，這表示好笑話都有難以說明的特色，只能用直覺來理解。

從科學的觀點來看，人類爲何有笑的能力，從未有人提出讓人滿意的答案。如果我們的情緒老是平穩無波，說不定事情會處理得更好，就跟電腦一樣——沒有消沈的低潮，也沒有詼諧的高峰。我們的確看到笑聲有其心理益處，但其他生物沒有笑聲還不是過得好好的。所以，我們也可以做到這樣，也許。

然而幽默的確克服萬難般地存在了，因此它更像是一項恩賜，一項難能可貴的贈與。

【第八章】擁抱搗蛋鬼[註1]

凡事都有兩面，單看一面看不全。

——榮格學派心理治療師傑洛米・埃布拉姆斯（Jeremiah Abrams）

《美國陰影》（*The Shadow in America*）

醫學樂於解決人類的問題，如果病人在解決過程中獲益，生命因此更加豐富的話，那更是美事一樁。在我受訓期間，外科部門的人常愛打趣我們內科住院醫師，叫我們「老師」（swami，印度教用語）或「凝視水晶球的人」。他們笑我們解決問題的方法，想得多做得少，不像他們是腳踏實地的行動派，穩紮穩打。他們的觀察不無道理。內科訓練多以培育思想者、分析者和邏輯學家爲目標。碰到癌症、心臟病或是愛滋病之類的臨床問題，我們總是認爲邏輯推演最重要，找到更多的事實及數據，才能進一步尋求解決之道。對我們來說，以理性分析爲基礎才有可能成功。

可是我們從許多文化現象卻看到相反的結果，企圖用智力解決生活上的問題可能適得其反，反而是非理性及傻裡傻氣被賦予一定的地位。世界各地的神話及民間傳說中，永遠不會少掉調皮搗蛋的角色，他們的個性可能包括愛玩樂、幽默、胡鬧、漫不經心等等。

現代心理學認爲，搗蛋鬼的力量普遍存在於人類心識之內，從榮格的理論來看，搗蛋鬼也是所謂的「原型」之一。人類思想及行爲中雜亂無章、不按牌理出牌、非理性的那一面，多半可以用搗蛋鬼一詞來涵蓋，這與偏重秩序、精確、控制的思考、分析和邏輯面互爲對比。根據深層心理學的原則，如果我們將理性跟非理性看成兩個向量，唯有保持兩者的平衡，才是最理想的心理狀態。人類具有自我修正的能力，不論理性或非理性哪一股力量佔得上風，自我修正的能力就會發揮，重新在天平上分配法碼，維持兩者之間的和諧。搗蛋鬼的故事不計其數，其中多半爲的是要維持當中的平衡。

現代人以秩序及理性自許。人類天性中亂七八糟、令人討厭、荒謬可笑的特色被看作次等的，完全不被認同。可是，每個人或多或少都有這些天性，儘管我們不把它們當一回事，它們也不會因此就消失，最多是被我們推向無意識，也就是常被稱作「陰影」的那端。因此，搗蛋鬼大多都在意識覺察範圍以外運作；可是，即便如此，這終究還是在人類的心識範圍之內，而非心識以外。我們自己就是搗蛋鬼，當我們在描繪搗蛋現象時，說的就是自己的一部分，所以，搗蛋鬼也經常被稱作「心靈鏡像」，是反映心識的一面鏡子。

北美原住民的搗蛋鬼

搗蛋鬼傳說在世界各地的傳統文化中均佔有一席之地，在北美原住民的神話裡也相當活躍。可能是奸詐、滑稽跟粗野的化身，也可能以創造者、文化英雄及教師的形象出現。有時候是半神、半人、半動物，但往往是無關道德、使人發笑的角色。根據山姆・吉爾（Sam Gill）與艾倫娜・蘇利文（Irene Sullivan）的《美洲原住民神話辭典》（*Dictionary of Native American Mythology*），在西南地帶、大盆地國家公園、加州、大平原區等地，搗蛋鬼最常以郊狼之姿出現；其他動物包括渡鴉、冠藍鴉、鼬、兔子、蜘蛛、浣熊、棲於沼地的鳥、負鼠與熊等等。而在古希臘時代，搗蛋鬼就曾藉普羅米修斯（Prometheus）、艾皮米修斯（Epimetheus）及赫密士（Hermes）之身現形。在中古世紀歐洲，宮廷弄臣跟小丑負責這個角色的工作；到了我們這個時代，小丑、喜劇演員、電影明星、卡通人物則接下這個任務。

根據吉爾和蘇利文的說法，搗蛋鬼首見於一八七八年傳教士亞伯特・拉肯伯（Albert Lacombe）的《克里族語言大典》（*Dictionnaire de la Langue des Cris*），該典中的wisakketjak一字有「惡作劇的妖精、騙子」的意思。美國人類學家丹尼爾・布林頓（Daniel Brinton）一八八五年發表過一篇論文，題目是〈阿爾岡昆人的英雄與神——騙子與說謊者的化身〉（The Hero-God of the Algonkins as a Cheat and Liar）[註2]，文中承續拉肯伯對搗蛋鬼的定義。不久之後搗蛋鬼就被廣爲接納，成爲美洲原住民神話中不可或缺的一角。

然而，美洲原住民文化並沒有以「搗蛋鬼」一詞做任何特別指涉，這其實是學術上的發明，以代表具有搗蛋鬼特徵的多種美洲原住民形象。奇怪的是，這個辭彙誕生之後，居然產生某種渲染力，不再光是普遍指稱無理性這個概念而已，而開始以更爲具體的形象呈現，更甚於郊狼與渡鴉這些被歸爲搗蛋鬼的形象——至少在學術界是這樣。換句話說，這個詞好像是指某一特定人物，而不是爲了便於研究而統稱一個類別。論述過搗蛋鬼的學者均非泛泛之輩，多在社會科學、人文科學跟心理學等界的名人錄中佔有一席之地，可見其重要性。

搗蛋鬼與現代醫學

現代醫學以科學爲核心，以理性爲依歸。根據搗蛋鬼原理，當理性居於上風時，內在制衡的力量或其他被忽略的特質就會發揮。在現代醫學中，是否也存在有搗蛋鬼現象呢？

所有從事健康醫療的人遲早都會碰到這個問題，再怎麼有效或受歡迎的治療方法，都不見得可以百分之百控制病情，而且有時候還是有害的，例如藥物跟手術開刀，或越來越流行的另類／輔助醫療與強調意識作用的方法。所有的療法都是偶爾有效，對某些人益處多多，對其他人則否；有時候甚至可能致人於死。不管是什麼樣的案例，我們都很難拍胸脯保證某種療法一定可以發揮作用，頂多只能從統計數據來看成功機率有多高。再說，用科學方法來評判效用高低，也經常得出矛盾的結果。本來以為有益的療法，搞不好一經統計結果卻顯得有害，有害的療法卻反而功效卓著。

現代科學以邏輯、分析及推理為基礎，如果我們從搗蛋鬼偶爾會搞怪的角度出發，前述矛盾可能是因為我們對理性過度依賴的結果。到底搗蛋鬼有沒有在醫學裡面作祟？因搗蛋鬼效應的證據相當主觀，又缺乏可以直接偵測搗蛋鬼存在與否的相關設備，這個問題實在很難肯定回答。不過，儘管有這項限制，搗蛋鬼的確在現代醫學的某些領域留下了一些痕跡，造成了諸多的困惑與混亂，而這種困惑時常以矛盾的形式出現。

雖然一般認定運動對心臟跟血液循環好處多多，可是一九九一年《美國醫學聯盟期刊》刊載一份研究報告顯示，「還沒有任何臨床案例可以證明，長時間坐著的人若增加體力活動，能夠減少因為缺乏活動所引起的疾病。」

● 《內科醫學雜誌》（*Archives of Internal Medicine*）指出「肺炎的X光掃描檢查會因為不同醫生得到不同結果」，換句話說，一位患者讓這位醫生做胸部X光檢查，可能看出有肺炎的跡象，換了一位醫生檢查，卻不見得會在X光片上得到同樣的結果。「這跟有沒有經驗沒有絕對關係。」

● 《科學新聞》（*Science News*）刊載了一份報告，研究鈣質對腎結石的影響：「腎結石多半是鈣質造成的，所以醫師通常會建議罹患腎結石的患者應該降低鈣的攝取……但根據哈佛公共健康學院（Havard School of Public Health）一個研究團隊的研究結果，大量攝取鈣質的男性，罹患腎結石的風險比減量攝取鈣質的人少百分之三十四。進行這項研究的腎臟專家蓋瑞．科翰（Gary C. Curhan）因此表示：『這完全違背我們原有的認知。』」

● 米歇爾（H.C. Mitchell）在《內科年鑑》（*Annals of Internal Medicine*）上提出：「定期身體檢查早在八十年前就已經廣受重視，可是在內科醫學卻仍受爭議。沒有多少研究資料可以證明身體檢查眞的有用；不過，其普遍程度在美國已形成一項數千萬美元的產業。」

●「一項新的研究建議，醫師和護士應該建議即將開刀的病人：緊張一點，別放輕鬆。聽起來很矛盾，可是這個建議對病人卻有相當的幫助。」普遍說來，腎上腺素跟皮質醇在壓力與危險之下會大量增加；手術前的放鬆訓練理當解除病人的緊張程度。可是研究者卻發現，手術前進行放鬆訓練的病人，體內腎上腺素跟皮質醇增加的程度反倒相當可觀，比沒有放鬆的患者多出很多。

●《科學新聞》有一份針對男性膽固醇狀況進行研究的報告：「膽固醇指數過低不一定是好事。最新醫學證據指出，上了一定年紀的男性容易因爲膽固醇指數偏低而出現憂鬱症狀，這種情況比起膽固醇正常或指數偏高的同齡人士明顯較高……很多案例顯示，爲求降低膽固醇指數，結果導致自殺跟其他暴力死亡的激增……膽固醇與憂鬱之間的關連，不是體重減輕（通常可以降低膽固醇）可以解釋的，其他相關醫學問題也不見得可以提出說明。」

● 《科學新聞》刊登了一項研究報告的結論：專職婦女的血壓比待在家裡的女性要低。「基本上，工作壓力會導致男人高血壓，可是在女人身上並不盡然。」

● 根據《美國醫學聯盟期刊》發表的一項資料顯示，每年有二十二萬五千人死於醫療疏失及藥物副作用。醫療過失高居美國第三大死因，僅次於心臟病及癌症。

碰到以上這些矛盾情況時，我們通常會設計更多、更周詳的研究來排除不清楚的地方。我們認爲理性並沒有失敗，而是缺少了足夠的資料讓理性發揮功用。但是我們是否能用周詳的研究來排除所有的困惑呢？如果不盡可能善用我們的理性才智，未免就太傻了。但是理性究竟能發揮到何種程度，而不會受到那種能自我修正、非理性與無可預測的心靈力量所左右？

醫學界重面子，不認爲理性有其侷限。不過，從搗蛋鬼搞怪的觀點來看，我們面臨的問題其實並不棘手，也不須將問題全部歸咎於理性的「謬誤」。我們只是必須承認，這些問題也許不是光靠邏輯就可以解決的。面對這些狀況，我們也許還是習慣用純粹理性來化解當中的疑慮；但是，說來矛盾，要想有個水落石出，也許我們得從非理性下手。

另類醫療與搗蛋鬼

所有醫療流派多少都存有神話學的成分。現代醫學提倡英雄主義，以理性爲基礎架構，同時也強調努力、意志跟勇氣。另類／輔助醫療大致上也是在理性、因果的架構下運作；只要做了這件事，就會發生那件事——不管這件事指的是服用維他命還是藥草，是採用順勢療法〔註3〕或者祈禱，是透過想像還是靜坐冥想。在另類醫療的圈子裡，病人經常會得到這類建議，「掌握」病痛、「奪回身體的掌控權」、「對抗」疾病，可見另類醫療跟傳統醫學一樣，都強調信心與意念的重要性。

輔助醫療依賴理性的程度不落傳統醫療之後，因此可能也有忽略搗蛋鬼作用的危險。如果搗蛋鬼眞的在輔助醫療的圈子裡作怪，造成的意外與困擾，並不會低於傳統醫療碰到的麻煩。輔助醫療並不享有任何特權，一樣避不開搗蛋鬼的影響。凡是有超理智出現的地方，都會有搗蛋鬼播下混淆之種。

另類醫療的研究者及臨床實踐者都知道，現代生物醫學研究偏好理性策略，例如透過雙盲法（double-blind）控制研究，可是，並非所有的醫療方法都可以用這種方法測知結果。例如有關重症患者的祈禱研究，這種實驗要如何建立一個可以完全排除祈禱作用的對照組？病人在病重的時候替自己祈禱，這樣可以算是沒有祈禱因素介入嗎？就算病人沒有爲自己祈禱，周遭心愛的人也會替他們祈禱。至今還沒有人發明出有效的方法，可以完全屏除這類「外來祈禱」的問題。倒是有一類研究，是用來調查祈禱對非人類的影響——我們說心誠則靈，這也可以運用到細菌或眞菌的成長率嗎？或是爲手術後的小老鼠祈禱，會不會加快傷口復原呢？不過，這類研究有一個前提：我們必須假設，對照組中的細菌或老鼠不會爲自己祈禱，同伴之間也不會彼此祈禱。

雖然如此，我們還是不該放棄研究調查的既定模式，從理性出發，排除萬難，檢驗所有可能狀況，否則我們可能會從過度理性走向另一個極端，變成理性運用不足。研究的策略仍舊應該盡量把理性推演到極致，同時要有心理準備，理性也是有限度的。我們應在碰到難解的問題時，樂於尋求其他具有創意的另類方法。

搗蛋鬼與創意過程

因此，搗蛋鬼並不要我們棄理性思惟於不顧，只是理性必須要有一些制衡的力量，才能眞正開花結果。這個情況在偉大科學家的創造過程上再清楚不過。

沙克（Jonas Salk）在研究後來以其爲名的小兒痲痺疫苗時，決定暫時放下工作，到義大利阿西西（Assisi）的修道院待一段時間。沙克對建築有很高的興趣，修道院的外形、空間、光線、質材、顏色及歷史，無不令他傾心，在他的心上留下深刻衝擊。沙克返回工作崗位之後精力旺盛。他事後回想：「在這些影響下，我循本能設計研究內容，覺得一定可以找到我要的疫苗。我回到匹茲堡的實驗室，把我的概念付諸實行，結果發現這些想法眞的沒錯！」

沙克的經驗並不罕見。貫穿古今，唯有當研究者允許玩樂，讓其他會分散注意力的事情也來參一腳，才有可能成功；換句話說，也就是理性邀請搗蛋鬼來攪和的時候。

以下是寇斯勒在《創舉》一書的觀察：

創作行為至今仍大幅仰賴無意識之助，以鬆動控制、回歸到觀念化的模式為前提，無涉口語邏輯之規則，不受矛盾擾亂，也不受所謂的常識教條或禁忌規範束縛。在發明的決定性階段，有條不紊的理性思惟暫時中止——好似置身夢幻之境，在幻想之中，乘想像之翅盡情翱翔。此時觀念得以恣意流淌，隨著情緒的重力牽引，看似漫無規範，無拘無束。

英國物理學家法拉第（Michael Faraday, 1791-1867）的一生充滿了創作行為的吊詭性。他是歷史上最偉大的物理學家之一，可是他並沒有受過正規數學教育，也沒有數學方面的天賦。據寇斯勒說，法拉第「除了加減乘除之外，對什麼都漠不關心」。法拉第是不折不扣的空想家，他能夠看到空間內磁鐵跟電流周圍的壓力線（stress line），這些在他看來彷彿曲線一般，他用「力線」（lines of force）一詞來比擬。對他來說，這些線條圖案與固態物質一般具體、眞實。這些圖象「在法拉第面前如具象事物般浮現」，而且經證實有無窮的發展潛力，因此後來才有發電機跟電動馬達的誕生，並發展出光線即為一種電磁輻射的基本假設。

數學家通常是理性與邏輯的最佳代表。一九四〇年代，數學家哈達瑪（Jacques Hadamard）

就曾針對其他數學家的創造心理進行系統化的研究。他在《數學領域的發明心理學》（*The Psychology of Invention in the Mathematical Field*）一書當中表示，「在美國出生或居住的數學家……幾乎毫無例外，他們不僅避免心理用詞，也避免在心理上使用代數或任何其他的準確符號……他們會使用模糊的形象，心識上的意象……多半是屬於視覺上的；他們也會使用另一種，例如動能上的符號；也可能有聽覺上的。但是就算是這些符號……也通常會保持著模糊的特性。」

愛因斯坦是哈達瑪的調查對象之一，他如此描述愛因斯坦的創造過程：「字眼或語言……在我的思考機制中似乎不扮演任何角色。我思考的元素是特定的符號，以及或清晰或模糊的影像……在字眼或其他符號等可與他人溝通的邏輯架構出現之前，此一遊戲組合刺激我的思考。」

這些報告與我們的既定看法大相逕庭，我們認爲創意研究是理性心識的演練，其實創造力具有一種愛搗蛋、無法控制、無法預測的一面，理性在此受到嘲弄。

想像力心理學的專家法蘭克·巴龍（Frank Barron），一九五○年代在《科學人雜誌》上發表的文章，捕捉了創造過程無法駕馭的本質特性：

> 有創意的人對複雜跟表面的失序，比起其他人更加怡然自得……他們通常寧可一切毫無章法，偏好不明就裡的無意識生活。對自己與他人非理性可以解釋的一面，懷有高於一般標準的敬意……有創意的人不只遵從自己的不理性，更視它爲腦子裡新奇點子的

來源。他們拒絕社會的要求，不願避開自己內在世界中的原始、未開化、天眞、神奇和荒謬……當某人的思考方式有違傳統禁忌時，身邊的人就當他是精神失常……可是，這種不協調並非不健康，搞不好還可能是比較健康的……眞正有創意的人隨時準備好要放棄舊的分類方式。對他們而言，生命——特別是自己獨一無二的生命，充滿了無限可能。在他們眼中，失序提供了秩序的潛力。

巴龍的說法正可以作爲某種「搗蛋鬼宣言」，強調創意過程中非理性以及混亂的心靈要素所佔的核心地位。

在希臘神話裡，典型的搗蛋鬼角色是赫密士，祂是爲天神傳遞訊息的飛毛腿，也是言論、溝通跟寫作之神。赫密士調皮搗蛋，很小的時候就從阿波羅那裡偷來一頭牛。他既擅長招搖撞騙，又懂溝通協調，偷竊、搗蛋、欺騙等特質與溝通技巧在祂身上展露無遺。

這似乎是一個奇異的結合，不過若仔細想想，欺騙與溝通兩者是爲互補也不無道理。因爲搗蛋行爲似是而非、混淆視聽，從心理上解除我們的防衛，打開心房，使我們推翻既有的概念，看見新的意義。從此到彼是一大突破，正如英國作家卻斯特頓（G. K. Chesterton）所強調的，他說弔詭是上下顚倒的眞理，爲了故意吸引我們的注意。經過了弔詭的洗禮，我們能看到先前視而不見的關連與模式，彷彿正常的知覺模式被弔詭誘騙了。習於遵循理性的邏輯心識，暫時被導入另一種不同的知覺模式，我們與宇宙突然有了新的溝通管道，創造力與發明聯手捉弄了理性的習性。

攪動心識

類似的情況也發生在醫療之中。

邁瑞恩．波利申科（Myrin Borysenko）是圖夫茲大學醫學院（Tufts University School of Medicine）傑出的免疫學家，他對哈佛的大衛．麥克雷蘭德（David McClelland）的研究很好奇，該研究的主題是信仰對醫療的衝擊。波利申科知道波士頓有一位治療師很有意思，於是在一場會議中問麥克雷蘭德這位治療師的治療方式。麥克雷蘭德回答道：「很簡單，他只要把你的心識攪動攪動，你的病就好了。」

一天早上波利申科在實驗室裡面覺得不太舒服，發熱、咳嗽、鼻塞、腰酸背痛，可能是感冒了。他全身無力，到中午眞的撐不下去了，只好決定回家睡覺。在回家路上，他突然想到跟麥克雷蘭德問過的這位通靈術士，他想著要不要乾脆去試一試？反正也不會有人知道。

他在一個破舊不堪的地區找到這位治療師。才剛爬上搖搖晃晃的梯子，他就開始猶豫了，要是被同事看到怎麼辦？他忍不住擔心起來。術士家的大門洞開，就像預期到波利申科會到來一樣。他一進屋就看到一位蓬頭垢面的肥胖男人，蜷縮在沙發上看肥皂劇，酒還喝得挺凶的。波利申科鼓起勇氣對他說：「我聽說你會醫病。你可以治好我的感冒嗎？」術士繼續盯著電視機，伸手到地板上拿起一個裝有紫色溶液的小瓶子。「去浴室把浴缸的水放到半滿，將這玩意兒倒進去，泡個三十分鐘。這樣你就會好了。」

波利申科照辦，走進浴室坐到浴缸裡，腰部以下全部泡在紫色的水裡面。泡著泡著，他突然發現自己的行爲荒謬至極，覺得這一切實在太可笑了，他控制不住笑個不停，一直到半小時過了還在笑。等他穿好衣服走到客廳，術士依然全神貫注在他的肥皂劇上，只說了句：「現在你沒事了。」接著指指門，暗示波利申科可以走了。

開車回家的路上，波利申科漸漸好轉，甚至還感覺挺好的——好到他決定回去工作。那天他工作到很晚，晚上回到家脫了衣服準備睡覺時，他告訴太太自己白天的冒險經驗，太太突然開始大笑。他轉頭往鏡子一看——他的腰部以下全是紫的。

波利申科的術士是第一等的搗蛋鬼——顛覆你的預期，讓你丈二金剛摸不著頭腦，打破既有的思考框架。波利申科禁不起誘惑，把他對醫療的主觀放下，智識擺在一邊，只是讓一切「走著瞧」。

要是可以歸納經驗與案例，用一種普遍客觀的方法來治療同一種病的病人，那該有多好。可惜，事情沒這麼容易。有人可能會忍不住，想把波利申科的經驗簡化成一套規則，碰到感冒的病人，就給他們一點這種特殊的紫色液體，加到洗澡水裡泡一泡就好了。可是，這些方法一旦一再重複，被當成公式來用，可以發揮的魔力就沒波利申科體驗到的高了。用麥克雷蘭德的說法，也許它們不會再「攪動心識」。有一句話說「盡可能多用新藥，要不然將來有一天可能會失效。」背後也許蘊含同樣的道理。

傲慢與搗蛋鬼

在醫學中，我們時常會發現自己無地自容，傲慢與魯莽時常成為了羞辱自己的舞台。當我們草率安撫病人「不會有事的」，保證治療管用；或者在一連串的診斷失敗之後，我們還繼續相信一定可以找出癥結所在，這種信心滿滿的態度正有利於搗蛋鬼的活動。

誰曉得，說不定現代醫學眞的可以無所不能呢！說不好哪天醫生眞的可以治好所有病痛，讓人類長生不死！溫尼貝戈人〔註4〕的搗蛋鬼傳奇寓含了對此等傲慢的警示：

野兔〔註5〕決定幫助人類，讓人類呼風喚雨，其他動物都只能臣服於其下。「從今而後人類將平靜生活，長生不死。」他這麼想。不過他明智的祖母並不答應。「孫子啊，你的話讓我感到難過。你如何能讓人類像你一樣長生不死？不要忘了造物者怎麼安排的。凡事都有終了的一天。」祖母的身軀逐漸在野兔眼前衰老敗壞。「如果所有的人都長生不死，」她繼續說道：「不用多久他們就會占滿地球。在迅速繁殖之下，一定有人老是沒有東西吃，到時候苦難會比現在更多。所以說，萬物有終，這不是沒有道理的。」野兔深感挫折。他原本是一番好意啊！

享譽盛名的道家創始人老子，在西元前十六世紀，也曾經強調以理性處理事情的後果：「益生曰祥，心使氣曰強。〔註6〕」

這些警語經常被批評陳舊過時，只會鼓勵消極隱退的態度；可是這裡面其實蘊含了更爲深切的課題。光明總出現在黑暗之後，生活裡面不可能事事順遂。互爲對立的事物彼此循環、互相滋養，這正是存在於心靈中的搗蛋鬼要提醒我們的。我們不能一意孤行，一旦或忘永恆對立的兩極，是要付出代價的。

搗蛋鬼危險嗎？

要對付搗蛋鬼的心靈把戲，最常見的方法就是以理智來分析——這是最常見的處理方法。根據這個觀點，只要我們閱讀足夠的搗蛋鬼傳說，終能解讀其意，躲開搗蛋鬼設下的圈套。很抱歉，這個方法原則上並不怎麼可行，原因有二：一，搗蛋鬼元素藏在無意識的深層，基本上非理性可及，隸屬於所謂全然的無意識；二，搗蛋鬼拒絕被分析。理性心識越要強加馴服搗蛋鬼，它就越兇猛反抗。

人類學家巴爾．托爾肯（Barre Toelken），在猶他州東南部對納瓦荷族（Navajo）進行過四十年的田野調查，對該族的郊狼搗蛋鬼傳說有深入研究。一度他的納瓦荷族嚮導問他：「就算犧牲家人你也無所謂嗎？」托爾肯不懂他的意思，嚮導解釋說：「哦，你不曉得嗎？接受巫術是必須付出代價的，你的家人往往會因此被犧牲。」托爾肯試圖用理智了解郊狼傳說，拆解分析故事的經緯，用典型的學術手法個別解讀箇中思想。這位納瓦荷族嚮導看他這麼投入，不免替他擔心，因爲納瓦荷族人相信，故事一經這麼拆解，裡面很多環節馬上會被巫婆利用，破壞原有的和諧。因此，嚮導怕托爾肯在不知情的情況下牽扯到巫術，於是跟他說：「我給你一個建議，除非你要加入巫婆一夥，否則別再深究這個題目了。」

這位納瓦荷族嚮導跟托爾肯說了納瓦荷族的郊狼傳奇故事之後，一連串的災難降臨在他自己跟家人的身上。嚮導先是腳受了傷，後來他從蒸汗屋（sweat lodge）(註7)出來時死於心臟病。他的孫女則在一場汽車事故中喪生，女兒也差點難逃一死，兒子罹患了精神分裂症，哥哥因土石坍塌而喪命；整個家族因而支離破碎，其餘的成員間漸行漸遠。托爾肯的養子則是自殺尋短。托爾肯提出一個令人不寒而慄的問題——究竟這些意外只是巧合，還是洩漏郊狼傳說的報應？他的回答是：從理性角度來看，這些事件純屬意外；從納瓦荷族人的觀點，這是誤用傳奇的懲罰。

托爾肯認爲，學術上有很多領域非常「有趣」、非常「重要」，值得深究探討。可是，有些研究計畫就算再怎麼有趣、重要，我們還是不應該繼續進行。「學者專家可能因爲在某些時刻抓到一些線索，而能藉以進一步探尋某個議題；同樣的道理，有時我們得到的線索卻是別再深入了，趕快喊停！」他認爲這個搗蛋鬼研究「對嚮導、對我、對我的家人，都有造成危險的可能」，因此他決定放棄這個領域的田野工作。托爾肯並沒有要其他人也都離搗蛋鬼研究遠一點，不過，他的確暗示了，選擇調查這些內容可能必須付出極高的代價。

許多心理學家深入無意識世界的研究，最終卻因爲對無意識的敬畏而離開。榮格就是典型的一個，他說自己一心想要了解無意識的奧妙，簡直就是白費力氣。榮格還說，我們必須耐心等待，無意識若有話要說，它會選擇它要說的方式。我們是否能想像在未來，我們必須先反思理性探索的可能後果，然後才能恭敬地選擇要做哪些實驗，彷彿我們是要探索某個神聖的領域？

若不留意你就要小心

爲什麼我們不能跟電腦一樣理性運作？爲什麼一旦太偏邏輯跟分析，心靈就會造反？爲什麼我們必須在理性跟感性、自然跟掌控之間保持平衡？爲什麼我們需要非理性經驗，像是笑聲、玩耍還有愛？

愚昧、無理性、嘻耍，不管我們要不要，都是與生俱來的需求。要保持心理健康需要一點愚蠢；就像我們可能缺乏某種維他命一樣，我們也會發展出欠缺愚蠢的毛病。

心靈有賴理性與非理性這兩股力量的平衡，「死硬派」學者經常排斥這種想法。對他們來說，理性哪有設限的必要？這類學者會說我們沒有勇氣遵循智識，用他們的話講，屈從於非理性是懦弱的行為。這個觀點恐怕不見得是明智，反而是一種過度的英雄主義，因為它忽略了人類經驗中那些既定不變的事實，現代心理學中無意識對精神生活的影響，它也通通不列入考慮。超個人心理學家肯恩．威爾伯語帶珠璣：「到頭來，你必須控制你的對立面，不然就是被它們所控制——陰影永遠存在……我們最好能覺察到我們的對立面，不然就會被迫要提防它們。」

我們已經被理性沖昏了頭，崇尚秩序跟掌控，絲毫不看重無理性。不過，我們絕對不能趕走搗蛋鬼。若讓搗蛋鬼離我們而去，無異截斷自身的重要部位，包括創造、作樂和愛的需要，總歸一句話——就是我們身為人的需要。

譯註

〔註1〕：根據《哥倫比亞百科》第五版（*Columbia Encyclopedia, 5th ed.*），搗蛋鬼「通常是男性，有時候會是女性，或是偽裝成女性的樣子」，本文以男性來指涉。

〔註2〕：阿爾岡昆人，住在美國東部林地的印第安人之一支，操阿爾岡昆語。

〔註3〕：homeopathic remedy，認為疾病是個人的狀態「失去平衡」所致，因此藉由動物、植物和礦物等自然物質刺激病體，使之產生類似症狀，以激發人體內的自癒能力。

〔註4〕：Winnebago，美國印地安人之一族。

〔註5〕：溫尼貝戈人崇拜的神祇之一。

〔註6〕：出自《道德經》第五十五章。

〔註7〕：印地安人用以舉行儀式或治療潔身的簡陋小屋或棚屋。將加熱後的石頭抬進一座低矮的土丘圓頂形建築，族人盡褪衣物圍著熱石堆坐下。巫師在熱石堆上澆水，使蒸氣瀰漫室內。透過發言、祈福或是給予忠告，以求治癒病痛。

【第九章】釣魚的心靈世界

我成長於一九四〇年代，在那個年代，相信維他命跟微量元素〔註1〕一樣，對身體有一定幫助，多服用有益無害。當時廣告商將焦點鎖定在媽媽身上，做媽媽的如果真的愛自己的小孩，就該每天讓他們服用大量維他命。如果維他命製造商的話沒錯，吃維他命等於愛的表現，我哥哥、姊姊跟我老早就被無盡的愛意淹沒了。母親逼我們吃維他命的景象，至今仍歷歷在目。她一手拿著飽含維他命D的魚肝油，一手拿著湯匙，好比固定的儀式，每天進行一遍。我們姓杜賽（Dosse），我不禁想像含有豐富維他命D的魚肝油是上帝特別為我們家創造的，母親則是上帝派來照顧我們的；要是我可以把魚肝油這個噁心的東西吞下去，她在上帝面前也比較好交差。

雖然吃魚肝油的經驗不算愉快，我跟魚的關係倒是漸入佳境。我們以前住在德州中部，放眼望去除了農地之外什麼都沒有，釣魚是我跟我的雙胞胎弟弟少數的娛樂之一。小時候我就經常盼望下雨，不是因為利於農作，而是下過雨之後到處溼答答的，父親不會下田耕種，那他就可以帶我們去釣魚。跟父親去釣魚要從挖蟲開始，彷彿神奇的儀式一般，在穀倉旁邊挖到的蟲子又長、又肥，動作慢吞吞的。現在的蟲子跟我們那時候挖到的比，簡直就是小巫見大巫。我們跟父親穿過森林，越過原野，到處探險，開發釣魚的地點。我最愛盯著父親的鞋後跟看，打量他的龐大步伐，半跑半跳地想要跟上他，這一幕我到現在都還記得清清楚楚。

弟弟跟我從第一次釣魚就上了癮，只要有機會釣魚，我們就樂得不可開交。德州鄉間常年乾旱，沒有湖泊，也不見溪流，於是居民彼此協議在草原上鑿洞，好蓄水給牛群喝。爸爸帶我們去釣魚的地方，要不是不怎麼起眼的池塘，就是牛群喝水的凹洞。我們每次出擊幾乎都滿載而歸，籃子裡裝滿河鱸跟鯰魚，偶爾也有黑鱸魚；在我們的觀念裡面，黑鱸魚是世界上最有威嚴的魚。

我們認識許多釣客，有些還曾經讓我們跟他們去釣過魚。我最喜歡一位老農民，他星期天早上不上教堂卻去釣魚，因此被教徒批評，說他是被神遺棄的人。他對別人的批評嗤之以鼻，反駁說去釣魚比在教堂還要更接近上帝。我倒是很同意他的話。

這是我頭一次聽到釣魚跟宗教有所衝突。因爲想要消除兩者間的互斥，我開始留意聖經中跟魚有關的故事。在聖經裡面，魚經常是神的使者，爲上帝傳遞訊息，我認爲這種安排背後有一定的涵義。《舊約聖經》中約拿（Jonah）跟鯨魚（我那時並不曉得鯨魚原來是哺乳類，不是魚）的故事尤其令我印象深刻。我爲了替釣魚辯護，將聖經故事抽絲剝繭，尋找故事中可能透露的弦外之音。例如，耶穌選擇漁民當他的門徒；面對前來聽他訓誡的人，除了麵包之外，只給他們吃魚，這些發現對我來說意義重大；他發誓要讓追隨者成爲漁人，暗示漁民前程光明。等到我完成分析時，發現西方宗教已成爲釣魚的代言者。我認爲身爲天主教徒，釣魚義不容辭，是應該經常從事的活動。

後來我才曉得，原來除了《聖經》以外，神話故事也常常藉魚來傳遞訊息。在民間傳說中，魚往往是神性跟俗世的中介，釣魚則好比是兩者之間的橋樑。魚兒具有非凡的洞見，擁有神奇的力量，帶來意想不到的轉化……這類故事不勝枚舉，要不是哪條金魚肚子裡藏有一只神奇的戒指，就是美人魚喚醒窮苦漁民，自平凡中昇華，再不然就是歸功於魚的導引，船員才得以安然穿越狂風巨浪。

另類療法：飛蠅釣〔註2〕

華生的《萬物根本》一書，記載了許多稀奇古怪的釣魚神話和奇聞軼事，他認爲魚可以作爲「完整性」的媒介，可見魚或許也能作爲治療的工具，因爲治療有很大一部分就是在維持身心的完整。的確，對患者而言，釣魚經常被拿來當作另類治療的工具。

麥克・克羅凱特（Mike Crockett）就是一個最好的例子。一九九四年他與葛蘭特・麥克科林特克（Grant McClintock）合著一本關於飛蠅釣的書，書名叫做《飛水》（*Flywater*）。克羅凱特的生活、事業順遂。可是，就在他女兒出生的那一週，診斷出他罹患了不治之症——惡性淋巴瘤。克羅凱特曉得自己的病可能拖不了太久，不能浪費時間。他開始鎖定在可以帶給他滿足感的活動上，決心要「嘗試新的事情，爲生活增添不同的內容」。

幾個月後，他有一次跟朋友去科羅拉多州旅行，說服朋友帶他去聖米蓋（San Miguel）河飛蠅釣。「你再也想不出比這個地方更美的避世之處了，這是很棒的治療經驗。」克羅凱特口沫橫飛，繼續講述小河流過紅色砂石峽谷，穿越藍色雲衫林、赤楊和棉白楊，彷彿人間仙境。他剛開始還是新手，才兩天他就得心應手，可以釣到幾隻河鱒。雖然這段時間以來對未來滿懷憂心跟焦慮，克羅凱特倒是察覺到一個非常有趣的現象：他發現自己在溪邊的每一分、每一秒都心滿意足，自在悠閒。他寫道：「釣魚——飛蠅釣，是唯一可以讓我遠離憂慮的事情。有時候，釣魚甚至可以有效去除身體上的疼痛跟噁心。一段時間之後，我開始將釣魚看成一種治療形式——裝配架竿、涉水、拋桿，看著釣線舒展開來，跟隨魚鉤的浮動。這些動作自然流洩，形成一種冥想，一種心靈的休憩。」

克羅凱特兩次從死神手中脫身，該做的化學治療有六項沒有做。他的情況要是發生在別人身上，至少得住院好幾次，他卻一次也沒有住過。他一度還拒絕接受任何藥物，逕行前往史丹福大學醫學中心進行一項爲期兩個月的實驗療程。初步檢驗涵蓋五十多次的追蹤，只有第二次時抗體對克羅凱特的細胞不起作用，其他一切良好，所以療程無須繼續。克羅凱特和妻子決定要回到聖米蓋去，好好釣鱒魚釣個夠。兩個月後克羅凱特回去複診，還沒檢查他就知道自己已經好轉，三年來持續衰退的狀況開始漸入佳境。他的病不再繼續惡化，這個現象非常不尋常，就連醫師也無法解釋，只叫他持續原來在做的事情。

克羅凱特並不眞的清楚病情改善的由來。他寫道：

我不是說飛蠅釣可以治療癌症。傳統醫學讓我失望之後，我就嘗試各種吸引我的另類管道。也許其中部分活動，或是全部活動加起來，造成今天的結果……我可以這麼說：飛蠅釣比其他任何活動更能釋放我的心思，滋養我的靈魂。我也曉得花在河邊的時間，經常充滿著深刻的生氣——感覺深植在當下。有句古話說：我們不會踏入同一條河兩次。河總是嶄新的，人永遠是不同的。

魚降

說魚兒眞的是很不可思議，這話一點也不誇張。有時候魚還會從天而降，掉到人的身上——這個現象被稱爲「魚降」（fishfall）。掉下來的魚打在人臉上，掉進衣服領子裡，飛濺在擋風玻璃上，阻塞房子的排水溝，造成交通中斷。這些魚好像等不及要被捉似的，乾脆自己送上門來。

一九四七年十月的一個早晨，海洋生物學家巴札寇夫（Bajkov）跟太太在路易斯安那州一家餐廳享用早餐。「女侍者告訴我們魚從天上掉下來，掉到街上跟後院。我們趕緊跑去撿。」這條大嘴鱸魚從天上掉下來，落在巴札寇夫腳上。世界備受推崇的《科學期刊》也報導了這件事情。巴札寇夫的記錄很有趣，顯示出像他這樣一流的科學家眼睜睜地看著魚從天降，給我們第一手的報導，我們可不能斥其爲道聽塗說。

一九八五年五月八日發生另一起典型的魚降事件。一開始路意斯・卡司特雷諾（Louis Castoreno）以爲有人在跟他開玩笑，天上看起來烏雲密佈，結果竟是小魚兒密密麻麻地掉到他的後院裡。他說：「魚兒接二連三地掉下來，把我嚇壞了。全國氣象中心一位地方發言人說，這種現象在過去五年來也出現過，通常發生在龍捲風或是暴風雪來臨之前。」

十九世紀末一小群知名科學家開始蒐集天降魚群的案例，包括英國氣象學者湯普森（D. P. Thompson）與博物學家布伊斯特（G. Buist）、法國天文學家芙拉馬希翁（Camille Flammarion），以及德國博物學家哈特維格（G. Hartwig）等。一九一七年美國生物調查局（United States Bureau of Biological Survey）的生物學家華爾多・馬阿非（Waldo MaAfee），曾經發表一篇跟這種怪事有關的文章，被大眾廣爲傳讀；一九二八年諾曼（J. R. Norman）在《自然歷史雜誌》（*Natural History Magazine*）發表「來自雲端的魚」，標題聳動，讀者譁然。這些記錄都有一定的證據，觀察到家。

這個現象到處都有，南非、印度、關島、澳洲、英格蘭、北美等等地區，均有過相關記錄，從天而降的魚種形形色色——鯉魚、刺魚、胡瓜魚、比目魚、鱸魚、螃蟹、蝸牛、蝌蚪、鯡魚等等，族繁不及備載。有些魚掉下來的時候還活著，完整未傷而且活蹦亂跳；有些四分五裂；有些有冷凍現象，巴札寇夫在路易斯安那州看到的就是。魚降通常集中在一個很小的區域，多半有一個共同的特徵：掉下來的往往是同一種魚。很多研究者相信，魚降是龍捲風把魚類從湖泊或海洋捲到空中造成的。按照這個說法，魚降應該會有許多種魚同時出現，可是多次記錄顯示，魚降出現的多半是同一種魚，可見龍捲風一說很難成立。

魚怎麼會從天上掉下來？許多研究這個現象的理論已經誕生，有些解釋也許多少有點道理，有些卻光怪陸離，叫人噴飯。

● 旋風、颶風跟海龍捲是排名首位的主要兇手。魚掉下來時可能有冷凍現象，或者伴隨著冰雹，表示魚兒因風暴在高空逗留。不過，很多魚降事件不見得伴隨氣象狀況，就如觀察入微的巴札寇夫之例，當時的天氣「有霧但穩定」。而曾經研究過這些事件者也質疑，「爲什麼大不列顛的魚降這麼多，明尼蘇達州貴爲『萬湖之州』，平均一年受十七次龍捲風襲擊，卻一次魚降都沒有？」

● 「嘔吐假設」也很流行。以魚爲生的大型鳥類，有時候會將整條魚呑進嘴巴裡，有時候只用嘴巴咬住，結果在飛行途中碰到逆流，隨時可能將獵物吐出來。這個說法用在只掉一條魚的情況還說得過去，可是掉下成千上萬條魚就說不通了。

● 有些魚，像是晶瑩剔透的澳洲石鱸，據悉會橫越一大片土地遷徙，牠們會穿渡下過雨的水窪或是洪水積成的水塘遷徙。因此，有些理論家就堅稱魚不是眞的從天而降，而是在地上移動。偏偏，大多數魚降所發現的魚類都不是用這個方式遷徙的。

雖然跟風有關的解釋在這場競技中拔得頭籌，仍舊沒有一個理論足以全面解釋曾經發生過的魚降現象，尤其是天氣溫和時也會出現魚降，這就不是氣候可以說明的了。說起來有點不好意思，可是我一放任自己的想像力，就不禁要問了：發生魚降時，魚是在「釣人」嗎，就跟人釣魚一樣？魚兒為什麼不乖乖待在水裡？牠們是不是力圖抗拒地心引力？就跟人一樣，也有飛翔的慾望？牠們在等一陣強風把它們帶到空中嗎？好比鷹跟隼攀附於上升的暖氣流，翔騰而上。牠們掉到人類頭上跟擋風玻璃上，是不是想要吸引我們注意？魚降不會是某種魚類的聯邦快遞吧，牠們想要傳遞什麼訊息嗎？魚會在乎我們嗎？

釣魚與孩童

你可能會想，魚當然會在乎我們，人類接近魚類對健康有一定的幫助，就是最好的證明。

心理學家保羅．昆奈特（Paul Quinnett）著有《帕夫洛夫的鱒魚》（*Pavlov's Trout*）一書，精闢地論述釣魚對健康的益處，地位崇高。除了是一位勁頭十足的漁人，他也是研究藥物濫用跟自殺的權威，許多著作都獲得不錯的迴響。他負責華盛頓斯博坎（Spokane）社區心理健康中心的成人服務，也是華盛頓大學醫學院精神醫學與行為科學學系的臨床教授。很多釣魚方面的書，都是在教你如何釣魚，可是《帕伏洛夫的鱒魚》卻並非如此，所以我對此書推崇不已。

昆奈特相當熱中一個反毒計畫，「對魚上癮——對毒品說不」。他說：「所有為學校和社區設計的反毒計畫中，這個可能是最有效的。」這個計畫涵蓋的層面很廣，從幼稚園到基礎教育十二年級都包括在內，各個年齡的孩子都有各自的活動及課程，不同年級的的老師也有不同的教導守則。「目標很單純：讓孩子對健康上癮，對從事一輩子的運動上癮，這項運動讓人了解到保育、運動員精神與倫理道德的重要性，同時還可以降低學生的學習壓力，提升人際關係。」

這個計畫是一名學生邁修的點子。邁修十四歲，他說他忙著釣魚都來不及了，哪有時間跟毒品瞎混；釣魚給他時間「把事情想清楚」。他說或許釣魚也可以幫助其他孩子遠離毒品。昆奈特說道：「我喜歡這個活動。學校的活動本來最多只有幾個選擇，好學生是眾人的矚目焦點，壞學生則是藉由調皮搗蛋引人注意，兩者佔不了多少比例。不好不壞才是大部分學生的狀況，缺乏認同、不被注意、沒有目標，也沒有熱忱。就某個程度來說，這群孩子才是最危險的，他們可能嘗試藥物、濫用或甚而上癮。」

為什麼是釣魚呢？昆奈特解釋：「魚才不管你是不是天賦異秉，坐在輪椅裡、眼盲、或瘦或胖、或高或矮，也不管你是什麼膚色。釣魚可以給所有人即時的報償；垂釣給予每個人一個遊樂場，機會同等……釣魚不像嗑藥，會讓人產生極度興奮的快感；可是若真的讓一個小孩對釣魚『上癮』了，這個癮頭恐怕連吸毒都無法取代，因為釣魚能夠幫助建立起與其他人的正面關係。

救了這個孩子的是這段關係，而非釣魚本身。」

昆奈特堅持，唯一比藥品和酗酒更有力的是，愛可以在海上或是溪畔發展、培養。年輕人想要吸毒只有一個理由，這位藥物濫用及戒毒專家說：他們不太喜歡自己。釣魚可以幫得上忙嗎？他說：「我想可以，因爲釣魚會讓人染上一種好的癮。」爲何要用另外一種癮來取代原來的癮呢？很簡單，昆奈特解釋：毒品會要你的命，釣魚卻不會。雖然你可能眞的時不時就控制不住，想要去釣魚，或者對鉤子夠不夠利和毛鉤的種類走火入魔，或吹噓釣到多少魚，從你手上逃掉的那隻如何如何，但這些習慣畢竟不會毀掉你的肝臟、大腦、家庭或是朋友，昆奈特開玩笑道。反之，它們帶給孩子快樂，幫助他們建立自尊。

鱒魚心識

我認識好幾名飛蠅釣者，他們誇耀自己是「魚癡」，對鱒魚極度癡迷，也對釣魚徹底瘋狂。對於沒有釣過魚的人來說，這種瘋狂聽起來有點誇張。不過，事實上，釣魚會造成意識狀態的改變，這種改變包括三方面。

第一，釣魚的時候時間過得比較慢——這是因爲眞正進行沈思、冥想、祈禱的關係。我有一位腫瘤專家同事說：「我現在才知道，那麼多病人在診斷罹患癌症之後，爲什麼全都開始釣魚。你坐在船上什麼事都不做，只等著魚來咬你的餌，時間越拉越長。我想不出更好的辦法可以讓一天變長。對認為自己就要死了，時間所剩無幾的人來說，這是最完美的娛樂。」

釣魚者感受到的第二項心識變化，是超越二元性——不再覺得這個世界是分離的，或者是「在遠遠的什麼地方」。「非二元性」一字代表「不是分離的二者」，顯現了萬有存在均為一體的整體感。數以百萬計的釣魚者，不分男女，都對這樣的心識狀態非常熟悉，縱使他們不見得能講得這麼清楚。他們可以變得如此專心一意，跟魚打成一片，彷彿自己也變成了魚——不只是魚，還有流水、森林以及山巒，這些也都與他們緊密結合。通常在釣魚的時候，一切安靜詳和，人也跟這一切感覺結合。這種經驗讓人一再回返——魚把釣魚者給勾引了回來。

熟悉神祕主義的人會發現，這個情狀跟神祕主義者追求的萬物合一的狀態相近。要做一個像樣的飛魚釣者，光練技術還不夠，你得學會像魚一般思考，與魚融合。這就是「鱒魚心識」，可比擬成佛教「大菩提心」（Big Mind）的道理，放下一己的感覺，進入超個人、整合的狀態。

釣魚與神祕經驗的第三個相關性——無執（nonattachment），不再企求特定的結果。飛蠅釣謙遜地提醒我們不能強迫事情發生。你最多能夠選擇好的毛鉤，儘可能做得如假包換，剩下的就只能心懷誠敬地等待結果到來。科學實驗若妥當進行，彷彿是懷著誠敬對自然提出邀請，請其以獨特的方法揭示自我。

把釣魚跟無執連到一起可能有點矛盾，因為很多釣魚的人認為釣到的魚數量和大小是面子問題。不過近日在不同的魚釣者之間新興起一項倫理，叫做「捉與放」，與神秘主義所謂的「超然」

有無可置疑的關連，釣友從這個行動體認到釣魚的目標不在魚的多寡，眞正的收穫是無形的。也許他們了解了梭羅箴言的眞理——「許多人釣魚釣了一輩子，還不知道自己要的並不是魚。」

對許多人而言，釣魚也是心靈的避風港，心理的避難所——一個休息的地方，可以在此重獲平衡及清醒。英國軍事歷史學家約翰．基根（John Keegan）在《征戰的面目》（*The Face of Battle*）一書，說明釣魚如何在最不可能的一個場合——戰爭之中發揮了同樣的效用。自十九世紀中葉起，作戰範圍急速擴張，將領不可能在所有緊要關頭都親督其軍，如威靈頓（Wellington）公爵在滑鐵盧（Waterloo）一役所做到的。現在，將軍主要的工作必須在辦公室裡完成，而且是在戰爭開始以前做完。一次大戰之前，英國軍隊最廣爲流傳的一部文學作品是史溫頓爵士（General Sir Edward Swinton）所作，一篇叫做〈協調之感〉（A Sense of Proportion）的短篇故事。故事中心人物是一位將軍，明顯是以著名的德國將領墨爾克（Helmuh von Moltke）爲藍本，「在戰爭前夕他已作好部署。他花了好幾個鐘頭準備他的鱒魚鉤，一派平靜的信心……他已盡其所能。」

我了解自己對飛蠅釣跟宗教、心靈經驗的說法，對有些人來說太過誇大；很多人會想，我多半是想像力太豐富，有點不知所云了。有些人抱持懷疑的看法，認爲釣魚與心靈搭不上邊。如果你認爲去釣魚是因爲心靈空虛，那也請你再給釣魚一次機會。貫穿歷史，釣魚有其正當性，通常被認爲是追求精神上的圓滿。宗師若耶穌也鼓勵釣魚，他有一次跟彼得說：「去海邊，拋鉤，第一條上來的魚就是了。」

釣魚，自衛

害怕詛咒、恐懼遭魔是古時候的事情，人類爲免受他人惡意中傷而發明來保護自己的方法多到誇張。大多數自衛方法表面看來可能稀奇古怪，不過，有些可能有理性基礎，若仔細檢查，有些可能還跟釣魚有關。

古時候的人相信，當巫婆對你作法的時候，要是你剛好涉過流水，魔法就可能失靈。我第一次讀到這個保護自己的方法時，思緒馬上轉到在山中溪泉釣魚，從事飛蠅釣一天起碼要涉河好幾次呢。流水清澈見底，景色巍峨壯麗，空氣令人心曠神怡，在這樣的環境裡我的精神無比振奮，好像也因此有能力反抗任何負面的力量。至今我對此一自衛良方已有相當信心，經常溪釣的我可能已經百毒不侵。

相關理論還有很多，我們曉得正面的態度跟生理運動已受到大力倡導，大家普遍認爲此兩者對心理跟身體都有很大的幫助，一方面可以刺激我們的免疫系統，另外又能提高心血管的健康。也許我們受徒步旅行或涉越高山溪泉之類活動吸引，是因爲幾個世代以來，我們已經了解它們對我們多少有些好處：更健康、更強壯、更有抵抗力——更加「受到保護」。

譯註

〔註1〕：trace elements，人體中含量佔體重萬分之一以下的元素，如氟、錳、鐵、鋰、硒、鋅、銅、鎂、鈷等。

〔註2〕：Fly-Fishing，用皮、毛等材料做成毛鉤，模仿魚兒喜歡吃的昆蟲或小魚，誘拐眼花的魚兒上門。其特殊之處在於魚鉤不會傷害到魚，因爲魚不會把假的餌呑到肚子裡。釣者拿著釣桿揮著魚線，藉此模仿飛蠅的動作，吸引水裡的魚兒。亦有翻譯爲西式毛鉤釣或飛繩釣者。

第【Ⅲ】部

非局域性

引言

有些事情需要習慣。

就拿網路跟電子郵件來說，儘管今天我已經無法想像沒有它們日子要怎麼過，之前可是抗拒了好幾年，不想被它們套牢，還用上百種方法合理化自己的反抗。光一般郵件都處理不來了，幹嘛還加上另外一種往來方式讓事情更複雜？再說，電子訊息想來就少了人情味，又往往不人性化，我爲什麼要降低跟朋友互動的品質？很多已經倚賴電子郵件的同事取笑我的抵抗，斥責我無從連絡，向我施加壓力要我趕快跨出這一步，最後我投降了。不到一個星期我就發現之前的成見都是錯的，電子郵件其實讓我跟朋友更接近，也讓工作更有效率，網路更打開我過去從不知道的資訊來源。奇怪的是，朋友先前對電子郵件的辯護卻一點也不能讓我心服口服；我得要親身體驗過，網路跟電子郵件才會變成眞實。

非局域性心識，或者說無垠心識，也是這樣。心識無限的想法如此不合理、不理性，要是沒有親身體驗是很難理解的。

非局域（nonlocal）字面上是「非本地」的意思——不在這裡，不是現在。非局域性在物理學上有其特殊意義，用來敘述次原子粒子，像是電子跟光子，有時它們的行爲不受時間空間中特定一點一地的限制——一次同時出現在各個地方，又彷彿不按時間順序行進。

幾千年來經人類觀察，意識好像也不受時間跟空間的限制。比方說，經常有人在事情發生之前就知道事情會發生，或者在遠非感官可及的範圍以外，得知某些資訊跟線索。有人稱這些現象是透視力（clairvoyance）、心電感應（telepathy）、預知——也就是所謂的超感官知覺。這些事件在現代多不被當一回事，因為科學家還是堅持心識只在身體裡面運作，而且只在當下，原則上就已經把非局域精神事件的可能性排除。

不過沒有人眞的曉得意識的起源，死亡之後它的命運，以及它如何與大腦互動。說心識是局域性的這個觀點只是根深蒂固的假設信念，這些想法一經現有證據的考驗，馬上就讓我們對自己是誰產生錯誤的概念。

當上醫師之後不久，我就開始探索意識的非局域特性，我相信我只是在從事一種智識跟哲學的練習。不過，當我敞開心胸，接受心識可以超越身體活動的諸多科學證據，我開始有了個人的經驗足以肯定這個看法。我有過三次預知的夢境，詳細顯示後來眞的實際發生的臨床事件。最仔細的一次，我做了跟一個病人有關的夢，隔天眞的就碰到他。這個夢非常特定，內容極為仔細，不太可能純屬巧合。沒多久我就了解，我對心識本質的提問不應只在智識層面打轉，它們對健康跟醫療有眞切的影響。

就跟我對抗電子郵件、網路的經驗一樣，對於非局域、無垠的心識，我們也需要切身體驗才會覺得那是真的。要怎麼體驗呢？事實顯示這並不是太難。這些事件已經是無數人生活的一部分，經常以部分心靈戒律或訓練的形態出現，像是靜坐冥想跟祈禱。它們會來找我們，不管我們準備好了沒有。一九八七年芝加哥大學「全國民調中心」做的一項調查可資佐證，該調查發現，百分之六十七的美國人都有過非局域心靈經驗，包括透視、心電感應，以及預知；在北美洲、英國、中東、巴西、亞洲跟澳洲等地也有調查顯示相似的結果：半數以上的人口一生中曾經驗過這樣的事情。

盲人感覺大象的不同部位，因此得出對動物的不同定義；同樣地，對心識究竟爲何的不同看法，也會產生互爲抵觸的結果。所以哲學家、神經科學家、物理學家、巫醫、唯心論者還有神學家，大家對於意識的本質向來莫衷一是，因爲他們把意識的不同面向各自分開來看了。的確，各個方法都能夠讓我們對心識增添一些有價值的了解，可是要把各個單一的方法視爲完整的一派時，問題就來了。二十世紀的醫學就是在這裡出了差錯——把心識當大腦，認定它就是一切。抱著這個觀點，更難承認心識可以超越大腦之外、超越局域性地運作，以及非局域性活動可能對人類健康產生影響。

心識的無邊無際此一意識之觀就與偉大的心靈傳統相互呼應。我們隨後將見到，所謂的「新」只是科學終於支持了這個觀點，提出了非局域與無垠心識影響健康與醫療的證據。

意識的非局域現象乃是我們可以得出對心識最宏觀、最遼遠的看法：心識無盡，心識不朽。

【第十章】另一種DNA

那兒，我見到心識的紋脈
織於無垠之上。

——英國桂冠詩人渥茲華斯（Wordsworth）
〈序曲〉（The Prelude）

一天早晨，我坐在達拉斯診斷協會的辦公室裡，一位病人來敲我的門，還沒等我回答，她就越過護士走進來。我和她會診很多年了，就好像朋友一樣。她今天顯得相當不安，眼淚就像隨時要掉下來似的。她一走進來沒有寒暄問候，馬上切入正題，絲毫不浪費時間。

「我需要你的幫忙，」她說：「昨晚我做了一個夢，看到我左邊的卵巢有三個小白點。我很擔心那是癌細胞。」

就只是這樣，除了一個令人不安的夢之外，沒有任何實際症狀。我曾提到，我自己也做過這種夢，多半與健康有關，而且經證實都具有預示性，讓人不得不害怕。所以她這樣一講，我不禁想要一探究竟。我們走到檢驗室做檢查，檢驗結果一切正常，可是她並沒有因此放心。

她說道：「我的夢從來沒有這麼清楚過，我不能就這樣算了。我知道一定有問題。」

「不然我們來作超音波，看看卵巢有沒有異樣。」我建議。

我陪她到放射線部門，把她介紹給放射線研究員。這位同事正經八百，技術一流。他問這位女士有什麼問題，她毫不遲疑跟他說了夢的內容，同事看了我一眼，好像是在說——你開什麼玩笑？不管如何，我留她在那裡，自己先回辦公室去看其他病人。

不到一個鐘頭，同事會親自將超音波報告送來，可見有什麼特殊發現，這不是好預兆。

「怎麼了？」我問他：「你發現什麼了？」

他吞吞吐吐：「她左邊的卵巢，有三個小白點。」

「是癌症嗎？」

「不是，只是卵巢囊腫，是良性的。」

「就跟她夢裡看到的一樣？」我問道，把話題引到夢上面。

「嗯，」他承認：「就跟她夢裡看到的一樣。」

巧合？

我的病人看到左邊卵巢有三個白點，檢查結果眞的跟她看到的一模一樣，對懷疑論者來說純粹巧合，他們堅信這類例子絕對是偶然，人類怎麼可能曉得自己的身體裡面有什麼狀況呢？更不要說預測未來了。

還有，懷疑論者力辯，我們只會記得帶有幸運暗示的夢境，沒有好結果的夢我們根本記不得。因此，要說夢境會預示未來，我們看到的只可能是假象。有些夢被我們當一回事，後來也果然成眞；有些夢根本與事實毫不相關，我們自己都不記得。如果從數據上比較，那就沒什麼好大驚小怪的，「可靠」的夢出現的機率，並不比失誤的比例高到哪裡去。

不過這裡的論據過於簡單。人只記得後來成眞的夢嗎？恐怕不是。再說，沒有人有權利判斷他人的經驗，要說別人的生活沒有道理或意義，實在過於專斷與傲慢。這個世界並沒有一套中立客觀的「意義量表」，每個人認定暗示的標準不同，而夢裡面出現的線索，值不值得注意也見仁見智。同樣的事情對這個人來說是芝麻綠豆，對那個人可能意義重大。而且，有些人比較擅長歸納意義，有些人對意義較不敏感，就算有一些跡象直接迎面而來，他們不見得察覺得到。

就如這句話說的：能計算的不能算數。就算眞的能進行計算和統計分析，得到的也多是錯誤的結果，對於遠距的非局域意識更是如此，尤其是夢。舉例來說，如果這位病人後來又夢到左邊卵巢有白點，但後來檢驗證實並非如此，那麼她先前那個正確的夢嚴格來說就沒有什麼實際的意義，只能說是巧合。可是她絕不會同意自己的夢純屬巧合，再說，也沒有任何統計學者可以證實她是錯的。人類的經驗獨一無二，統計上的意義之於人類經驗，才是眞的不具意義。例如，某位傑出的運動員一輩子參加過上百場比賽，只有一次在四分鐘之內跑完一千六百公尺。數學統計員會說，他這唯一一次的特殊表現不能算什麼，只能歸因於機率。當然運動員自己心裡明白，他的成績不是偶然，而是多年努力跟訓練不懈的結果。當他跨過終點線，他沒看到巧合。如果有統計員在終點跟他說因爲風速加上巧合的關係，這次成績不算，他可能會勃然大怒。正因如此，用統計方法來分析夢的意義是有侷限的。不過縱然有種種缺點，統計學仍是用來打擊夢的意義之最佳武器。

科學上對夢的認識極爲有限，美國睡眠障礙協會（Sleep Disorders Association）主席帕格爾醫學博士（James Pagel, M. D.）負責對夢的研究，他曾經說過：「夢的科學仍舊非常狹隘。我們甚至不知道人怎麼會入睡，更不要說做夢了。」

我們否定夢的重要性，對夢無知到令人害怕，除了偏見無其他原因。多數醫療專業人員都不能接受夢境可以預示眞相的說法，這些專家擔心，如果夢眞的可以顯示身體的疾病，到頭來不就只剩下占卜跟預言了嗎？就像前面提到的那位放射研究員一開始的態度一樣。很多時候成見蒙蔽了我們，讓我們看不清事實的眞相。

爲今日醫學奠下根基的希臘醫師，也經常仰賴病人的夢境來察知疾病的特性。多數當代醫師卻把這一點看成是希臘醫學的瑕疵，不值得認眞對待。

問題的癥結在於現代人對心識本質的假設，以及我們從這個世界獲取資訊的方法，在在存有許多偏差。要賦予夢境重要地位，唯有放棄一味仰賴物質感官來認識世界。如果我們能夠以非局域的方式取得資訊，不依賴感官，那麼我們恐怕必須重寫教科書，並重整我們的世界觀。因此，大多數人將有實際意義的夢繼續歸納為舊有的幻覺、巧合與偶然，就比較不會帶來麻煩，也比較不讓人感覺受到威脅。

我不是說只要有夢、有徵兆、有預感或是直覺出現的時候，就一定不是巧合或錯覺。看到一些假線索卻信以為眞，穿鑿附會，這種事情也時有耳聞，特別是跟健康有關時。例如，主教聖奧古斯丁（Saint Augustine）就堅持，基督教徒身上所有的疾病都是惡魔造成的。後來，醫師們推翻奧古斯丁的理論，主張是四大體液失調才會生病，並找到證據支持他們的看法。如今，科學的鐘擺盪到另一端，主張眞正的知識建立在事實之上，尤其是談到意識本質的時候，想要造假或是用未經證實的事件當作證據，是過不了關的。物理學家大衛．玻姆執二十世紀量子理論牛耳，據他觀察，現代科學最大的成就在於仰賴事實為基礎，至於弱點則在於：只有特定的事實才能登堂入室。

健康雷達

我聽過很多人都說某些管道可以幫助他們獲知一些事情，這些管道可能是夢境，有時候可能是徵兆透露的訊息，有時候是直覺和預感。我很驚訝，其中很多例子跟健康有關，前述病人的夢境就是一個典型案例。

爲什麼這類的訊息特別鎖定在健康方面呢？我想是因爲我們的意識具有求生的本能，它不受時間與空間疆域的限制，獨立於一般感官以及功能之外。就好像是某種健康雷達似的，會不停偵測世界上對我們的生存構成威脅的事情。我們可以稱之遠距非局域性意識，或者就簡單叫它非局域性DNA——有別於形成基因的去氧核糖核酸。

我的病人的健康雷達可能就是在夢中作用的。她感受到一股危急生存的威脅，看到卵巢上出現不該有的現象。她的訊息並非完全正確：她懷疑三個白點代表的是癌症，事實上卻是良性囊腫。這表示，非局域性認知能力的功能並不是眞的完美無誤。這種認知能力太過敏感，誇大了危險程度，但從生存觀點來說，總比不夠敏銳要好。大部分的夢不可靠，其中原因可能在於非局域性認知能力過度敏銳，因爲它把警告系統的門檻設得很低，稍有風吹草動就發出警告。也因爲這樣，才會出現許多錯誤警報。要得到一個跟健康有關的可靠警訊，我們可能得先忍受好幾個錯誤的訊息。我要強調，不要認爲錯誤的警報是無謂的，因爲眞正可能置我們於死的，是我們沒看到、藏在草叢裡的那隻獅子。

所有擁有這個警覺系統的生物，都會面臨區別警報中何者爲眞、何者爲僞的挑戰。一些擅長解讀自己夢境的人，他們表示可靠的夢會有一些特色。事後成眞的夢多有一種特性，似乎「比眞實更眞實」，令人不得不嚴肅對待；相反地，對虛妄的夢，多半自己夢到的時候就會知道「不過是個夢」。另外，事後成眞的夢多半會一再重複，好像是在大聲疾呼，求得注意。我的病人似乎就知道如何分辨尋常跟不尋常的夢。她以前從來沒有因爲做過跟健康有關的夢，就發出假警報，後來也沒有再發生過。她對夢的判斷似乎相當精準，知道何時該正視夢的訊息，何時可以不予理會。

DNA的科學

從生物學的觀點來看，遠距的非局域知覺具有一定的合理性。要能在大自然裡生存，遲早會發展出一種警告系統，能及早通知我們哪裡有危險，這是我們的身體感官能力所不及的。任何具有這種能力的生物，都能夠跨越空間跟時間進行掃描，評估即將到來的危險，並採取適當措施。用演化生物學的話來說，此類機制在適者生存的高風險遊戲中具有絕對優勢。

不過，從物理的角度來看，這種能力的運作機制究竟爲何？近年來傑出科學家已經提出許多不同的意識模型，將心識的這項特質納入之中。以下我就簡短地說明一下這些主張：

- 亞歷桑納大學的數學家及認知科學家大衛．察姆斯提出，意識乃宇宙之根本，跟物質、能量一樣，不是從其他物體衍生出來的，也不能再還原成更基本的東西。他的觀點將意識自肉體的限制釋放，開啓非局域之門，我們討論過的意識傳達的事件也因此得以被接受。

- 奧勒岡大學理論科學中心（University of Oregon's Institute of Theoretical Science）的雅密特・哥斯瓦米（Amit Goswami）提出「意識內科學」（Science Within Consciousness, SWC），意識被視爲宇宙的基本要素，不受大腦、身體或時間限制。
- 物理學家尼克・赫柏特長久以來持有類似看法。他主張意識充斥於宇宙間，我們完全低估其「數量」，就跟早期的物理學家低估宇宙大小那般離譜。
- 任職於劍橋大學凱文迪斯研究室（Cavendish Laboratory）的諾貝爾物理學獎得主布萊恩・約瑟夫森主張，因爲意識的存在，「量子非局域性的生物學運用」才有可能。他相信非局域現象不只存在於次原子的層次；非局域現象透過意識的活動，範圍可以擴大，威力也可以增強，並以各式各樣的遠距精神事件出現在日常經驗之中。
- 英國生物學家謝德瑞克（Rupert Sheldrake）在他家喻戶曉的〈形成因果律的假設〉（hypothesis of formative causation）一文中提出，意識具有非局域性的特性。對自己爲遠距、精神事件所提出的模型，雪德瑞克寄予厚望。
- 系統理論學者艾爾文・拉胥羅（Ervin Laszlo）主張，遠距代禱、心電感應、預知與透視等非局域性意識傳達事件，與物理學中量子於眞空電磁擾動下出現的零點能量（zero-point field），原理可能一樣。
- 物理學家玻姆提出，任何事物均有一定程度的意識存在。他表示，「所有物質的東西同時也是形而上的，所有精神的東西也是物質的。物質跟心靈建立在同樣的基礎之上，要把兩者分開是不可能的。」如同上述的觀點，玻姆的看法將意識從身體的束縛中鬆綁，因此原則上意識可能具有遠距與非局域現象。

- 普林斯頓工程學異常現象研究實驗室（Princeton Engineering Anomalies Research）的羅勃特．詹恩（Robert G. Jahn）與研究團隊提出一個心識模型，主張意識超越空間與時間自由運作，並且影響物質世界，造成物質世界的實際改變。他們的假設以實驗證據爲基礎，研究遠距意圖的效果，並蒐集相關案例，他們所建立的資料庫在同類研究中無人能及。
- 南安普敦大學（University of Southampton）數學研究院的數學家克拉克（C. J. S. Clarke）認爲：「我們必須將心識優先視爲宇宙的關鍵特性。」克拉克的假設得自物理學的量子邏輯方法，並以非局域性爲其出發點。
- 諾貝爾物理學獎得主厄爾溫．薛丁格（Erwin Schrödinger）提出的波方程（wave equation）是現代量子物理的核心。他在《何謂生命?》（*What Is Life?*）一書提過，「心識的本質是單數（只有單數形式的名詞）。我應該說，心識全部的數目僅爲一。」
- 超個人心理學家肯．威爾伯在《量子之問》（*Quantum Questions*）引用傑出天文物理學家艾丁頓爵士的話：「關於一種宇宙性心識的概念，我想從現存的科學理論來看這個概念極爲可信，至少並不違背現有的科學理論。」

● 英國的基恩斯爵士（James Jeans）是一位數學家，也是天文學家跟物理學家。他在《物理與哲學》（*Physics and Philosophy*）一書中表示：「如果我們從時間跟空間這兩方面來看自己，意識顯然是獨立存在的個體；但當我們超越空間與時間，我們的意識也許會是單一連續生命之流的組成份子。如同光與電流，生命也可能是如此。我們看待生命的現象，可能會認為個體在時間跟空間中各自存在。可是更深層的事實是，我們可能都屬於同一個軀體，時間跟空間的疆界並不存在。」

雖然這些觀點都還很新穎，但其實都是歷來科學傳統的一部分。批評者經常指控意識的非局域觀過於極端、偏激，事實並非如此。相反地，宇宙有一集體心識，不受時間、空間限制，這個無限延展的一元心識觀，在二十世紀受到許多傑出科學家的歡迎，也使得我們一直在討論的遠距心識意涵獲得認可。

感同身受

遠距非局域知覺通常會牽涉到另外一個人，特別是跟我們有情緒和情感連結的人。戴爾（L.A. Dale）曾經在《美國心靈研究學會期刊》（*Journal of the American Society for Psychical Research*）發表一篇論文，文中提到的例子就是這種情況的典型：

一天下午一位母親強烈體驗到六歲的兒子好像在一艘小船上被海浪沖走。就她的經驗，在這個時間孩子通常會跟姊姊在離家約四公里遠的長島海灣玩耍。母親聽到小男孩在叫：「媽咪！媽咪！」她聽了心裡很慌，可是又沒有車可以讓她開到海邊去看看。她蹲下來眞心祈禱，希望老天爺保佑孩子平安無事，希望他乖乖地坐在船上，不要站起來。她寫道：「我知道只要他一站起來，他就會有危險。」媽媽還不曉得事情的原委，她跟一些朋友說到這個感覺，其中一位朋友證實了她當時的確曾說過這件事。後來她才曉得，原來兒子當時的確是在一艘船上，被海浪沖離岸邊越來越遠，可是因爲他一直大叫：「媽咪！媽咪！」才被聽到的人給救起來。他們說他之所以沒有被淹死，是因爲他一直坐在船上，沒有站起來。

許多專家草率地將這些事情歸爲巧合。不過若很多人同時都發生這樣的事情，巧合的解釋就不成立了，正如以下出自生物學家華生《巨龍之夢》（*The Dreams of Dragons*）一書的例子：

在內布拉斯加的小鎮畢翠絲，小鎮的合唱團通常是晚上七點二十分開始練習；可是，在一九五〇年三月一日這天晚上，十五名合唱團團員全都遲到了。時間到了，彈奏風琴的牧師太太卻還在家裡燙她女兒的衣服；另一位女高音才剛做完她的幾何作業，另外一位的車子不知道爲什麼發動不了；兩位男高音還在家裡收聽球賽轉播；男低音想打個小盹，結果卻睡過頭。合唱團裡沒有一個人準時出現，這個現象極不尋常。結果當天晚上七點二十五分，教堂發生了強烈爆炸，瞬間被夷爲平地。

如果說合唱團的團員每個人約四次練習就會遲到一次，那全部成員都在同一天遲到的機率大約是十億分之一。所有成員同時遲到的機率實在太低，不過如果眞的發生也是可能的，不足爲奇。可是，教堂鍋爐也剛好在同一天晚上爆炸，這就有點怪異了。再要說只是巧合，還眞需要多一點解釋才說得過去。

可是要怎麼解釋？我比較偏向用生物學的觀點，例如人類具有某種求生機制可以掃描資訊，先行至未來，再將與生存有關的訊息帶回到現在，展示在我們面前，讓我們得以及早反應，力求生存、避開危險。

爲什麼DNA會無意識運作？

畢翠絲小鎮合唱團團員，沒有一個眞的意識到災難當前，爲了避開災難才故意遲到。每個人遲到的理由可能都是老掉牙的藉口。這表示我們的非局域生存機能是在無意識的層次運作。

可是，如此寶貴的能力爲什麼會在知覺之外發生功能呢？因爲優點多多。呼吸、心跳、血壓與免疫活動等維持生命所必須的身體功能，多半都是自動而不受意識影響的。我們的確可以經由學習，或藉由瑜珈及生物反饋訓練，在某種程度下控制這些自主活動，然而這些活動絕大部分依然在意識控制之外。反過來看，我們非常幸運，不需要以意識介入這些活動，不然可能會把事情弄得一團糟。例如，我們如果過於注意呼吸，導致換氣過度，可能造成功能失常或喪失意識。同樣的道理，如果我們試圖以意識掌握非局域警報系統，可能會讓整個工作卡住。

遠距非局域知覺不在尋常的知覺範圍以內，有很多社會文化因素可以解釋這種現象。有句古老諺語說：「任何牧師都不希望自己的教區裡有聖者存在。」因爲，聖者會讓其他人感覺低了一等。也就是因爲這樣，聲稱可以憑直覺預知未來的人，通常會爲別人所嫌惡。他們可能會被認爲很古怪、不正常、神經有問題，或者被魔鬼附身了。除非是原住民的巫醫，否則這種人經常被排斥，只能躲在社會的邊緣，爲社會所不容；他們被指爲巫婆或異教徒，甚至賠掉自己的命。

西方社會時常對這些人存有排擠的態度，所以就算你擁有非局域知覺的能力，最好不要聲張，免得引來異樣的眼光。掩飾這種特徵最有效的方法之一，就是將其埋葬在無意識心識之中。這麼一來，不只外界人士不會察覺，就連具此稟賦的人也不知道它的存在，將其永遠封印。

若遠距非局域知覺是在無意識層次運作，那麼擁有它的人應該也不會知道它何時運作。我們的資訊可能是經由非局域的方法取得，可是我們會把結果歸到其他因素之上，就跟畢翠絲十五位合唱團團員一樣。如果沒有方便的理由剛好可以用以說明，機率就只好負責站出來解釋了。知道事情眞相的人爲了避免周遭社會的反彈，索性裝作一無所知，跟這個運作於無意識層次的能力保持距離。因此，所有跟這件事情相關的人都會搖頭，表示對不可思議的巧合感到驚奇，繼續維持身體感官就是一切的假像。

矛盾的是，這個能力替我們服務，爲我們帶來這麼大的貢獻，我們居然極力否認與它的關係。這種行爲跟否定自己的心跳沒有兩樣。

嬰兒猝死症候群

再讓我們來看一個例子，這個例子可以證實心識會越過身體感官，取得未來的資訊，及早避開危險。嬰兒猝死症候群（SIDS）是一個很不幸的問題：嬰兒死於睡眠之中，原因不明。一九九三年，德州的嬰兒猝死症候群西南研究中心，對嬰兒猝死的父母進行一項調查。研究者問父母是否感覺到有什麼事情就要發生在寶寶身上，這些父母當中有百分之二十一有感覺到這樣的預兆；相反地，一般父母則只有百分之二點一。爲確定這個實驗結果的可信度，研究者從郊區小兒科找了兩百位父母作爲對照組，問他們是否感覺過寶寶可能有生命危險，後來卻沒事。只有百分之三點五答是。

遭遇嬰兒猝死的父母說，當他們告訴醫療人員、配偶或是朋友，覺得有一種預兆，好像寶寶即將死去的時候，很少有人眞的把他們的話聽進去。就算他們要求醫師額外作一些檢驗，醫師最多也就是進行例行的檢查，父母得不到他們的特別建議，可以幫助這些猝死的嬰兒。而有的醫師對父母循循善誘，勸他們不要多心，有的則相當暴躁，覺得父母的要求太過分。

傳統的解釋是，這些父母雞蛋裡挑骨頭，從蛛絲馬跡推斷孩子不對勁；可是，事實上他們並沒有也不能查知未來，更不要說有能力偵測出寶寶的健康面臨嚴重威脅。

挑撿微妙的線索，穿鑿附會，長久以來一直是懷疑論者對這類事件的批評。一八〇〇年中期到晚期，是「物理研究」在英格蘭和歐洲全盛的時期，「過度敏感的感官」往往是打發心電感應跟預知事件的最佳工具。懷疑論者主張，失明者會發展出高度準確的觸覺；一樣的道理，有些人也有極度敏感的身體感官，所以具有遠距認知的能力。懷疑論者頑強地攀附在過度敏感的感官此假設上不放，有時候即使是發生在距離遠達數公里之外，甚至感覺會出現在事情發生之前的事件，他們還是採用這個說法。懷疑論者似乎沒有注意到，自己所歸因的生理感官，事實上正如他們極力否定的神奇力量一樣不合理。要是他們能夠直接承認，自己在講的就是遠距非局域知覺的能力，事情就簡單多了。

歷史上的非局域心識

遠距非局域知覺的概念自古就有，包括普遍心（Universal Mind）、宇宙意識（Cosmic Consciousness）、一心（the One Mind）、上帝意識（God Consciousness）、基督意識（Christ Consciousness）、佛心（Buddha Mind）等等。這些說法的核心皆為一種無盡延伸的智能，以共享的方式結合眾人。如古希臘醫師希波克拉底所說的：「均共一流，共一呼息，萬物一同。」文藝復興時期的哲學家米蘭朵拉（Pico della Mirandola）相信，這個世界由相似的整體原則統御，「如是之一體，單一生物與其他生物之結合，世界之各部組合成一個世界。」稍至近代，哲學家黑格爾稱人類之間的遠距精神溝通為「神奇的聯繫」。他相信：「直覺心靈超出時間與空間的限度；它可以遠觀事物；它回顧過去，展望未來。」十九世紀的哲學家叔本華提出機遇鏈的說法，單一事件可能被二個或多個不同的機遇鏈串連在一起，將人的命運深切地連結在一起；他也相信有一種溝通的形式發生在睡夢之間。同樣地，榮格在《心靈的結構及動力》（*Structure and Dynamics of the Psyche*）一書中創造「同時性」（synchronicity）一詞，描述看似巧合的經驗，卻對涉及其中的人具有高度意義。榮格斷言，同時性事件代表了一種「非因果性聯繫的原則」，不循傳統物理法則而運行。

這些學說在哲學上一脈相承，各派思想在在證實，明顯獨立的個體性背後隱藏了一種聯合性。所以，畢翠絲小鎮上那十五位合唱團團員的命運才會糾結在一塊，嬰兒猝死的父母也才因此得以預見孩子的命運。其實，這些事情在前人的眼中都不足爲奇。

這麼多相關的例子，讓人不得不這麼想像，如果我們多加注意，在健康雷達發出訊號時提高警覺，便能避開可能的危險，那麼歷史可能會大大改寫。羅勃特．凡戴卡索（Robert L. Van de Castle）是維吉尼亞大學醫學院「睡眠與夢實驗室」前主任，他在《夢的心識》（*Our Dreaming Mind*）一書中大量記載「曾經改變世界的夢」：林肯總統在被謀殺前兩個星期，夢到自己被刺；奧匈帝國斐迪南大公遇刺，導致一次世界大戰，這件事曾經出現在匈牙利蘭夷主教（Joseph Lanyi）的夢中；華勒士二世（George Wallace Jr.）的夢中清楚顯示，一九七二年有人企圖行刺父親。此類事情之多不計其數。

迪恩．瑞丁（Dean Radin）的《意識之境》（*The Conscious Universe*）還記錄了一個攸關生死的夢。林肯遇刺的夢引來相當注意，可是，林肯遇刺當晚有件事卻很少有人知道。葛蘭特將軍（Ulysses S. Grant）跟夫人本來應該陪同林肯總統前往華盛頓的福特劇院，葛蘭特當時在華盛頓市極受歡迎，幾天前才剛接受南軍將領李將軍（Robert E. Lee）投降，終結南北戰爭。能與林肯總統同行是無上光榮，葛蘭特絕不可能拒絕。然而，當天早上葛蘭特夫人心中無比焦躁，覺得一家人晚上不應該到劇院去，而且最好立即離開華盛頓，回到他們在紐澤西的家，葛蘭特將軍當然堅決反對。不過，過了一天，夫人的焦慮跟緊張有增無減，她不停勸丈夫趕快離開，全家一起回到紐澤西去。葛蘭特最後妥協了。當他們到達費城的時候，總統遇刺的消息就傳來。後來他們才曉得，如果那天晚上去福特劇院，他們會跟總統坐在同一包廂，而且將軍也在演員布斯（John Wilkes Booth）的行刺名單之列。

凡戴卡索還揭發另外一個相當清晰、鮮為人知的刺殺之夢。一八一二年五月三日，根據康瓦爾郡人（Cornishman）威廉斯所述，他夢到自己在英國下議院大廳，看到一個個頭不大的男人，身穿白色背心跟藍色外套走進來。接著他看到一個穿著黑褐色外套的人開了一槍，他外套上的金屬釦子很特別。他看到小個兒男人左胸前的白色背心上迸染上一大片血跡，接著倒地不起。刺殺者被幾名旁觀者逮住，威廉斯問他們受害者是誰，他們告訴他是英國財政大臣史賓塞．帕西瓦爾（Mr. Spencer Perceval）。

威廉斯醒來，把夢告訴太太，太太要他別胡思亂想。他回到床上繼續睡，再度做了同樣的夢。太太再一次跟他說這只是個夢，不要管它。那天晚上他又第三次做了相同的夢，整個人變得很激動。他問好幾位朋友的意見，是不是應該警告有關當局。他們都勸他保持沉默，要不一定會被譏笑，被人家當成瘋子看待。差不多一個星期以後，帕西瓦爾在英國下議院大廳被刺。凡戴卡索敘述「暗殺詳情，包括衣服顏色、刺客外套的釦子，以及帕西瓦爾白色背心的血跡位置所在，與威廉斯夢中所示幾乎一模一樣。」

軼聞以外：實驗顯示什麼？

此類經驗不再只是奇事軼聞，科學已經開始為遠距非局域知覺提供證明。例如，過去三十多年來，已經有許多相關研究在探討人類是否可以在睡夢中彼此傳遞訊息，也就是所謂的夢中心電感應。瑞丁在《意識之境》一書中，以一九六六年到一九七三年之間，在科學類雜誌上出現過的四百五十件夢中心電感應案例，進行一項後設分析〔註一〕，成功率高達百分之六十三。此一結果相對於巧合的機率是七千五百萬比一。

在爭議性很大的科學領域裡做的實驗，重複性是非常重要的，尤其是碰到意識的非局域證明時，能夠一再得到同樣的實驗結果才會有可信度，對此類研究才有正面作用。在蘇格蘭愛丁堡大學（University of Edinburgh）的「超心理學協會」（Parapsychological Association）第三十六屆年會上，英國心理學家朱莉・米爾頓（Julie Milton）於專題「平常狀態超感官後設分析」（Ordinary State ESP Meta-Analysis）中，提出她的分析報告。她收集了一九六四到一九九三年之間發表的七十八項研究，研究內容不透過生理感官，而是藉由超感官知覺獲取訊息有關。這些實驗由三十五位調查者所進行，包括一千一百五十八位研究對象，多數是不曉得有此稟賦的志願者。米爾頓發現整體結果高度正面，相對於巧合的機率是一千萬比一。

回溯作用

以上諸多案例無不顯示，遠距非局域知覺不受距離與空間的限制。也有其他資料顯示，遠距非局域知覺不受時間影響。普林斯頓工程學異常現象研究實驗室對遙視進行研究有二十年之久；他們以相隔遙遠的兩個人來作研究，可能一個在地球這一端，一個在地球另一端。其中一人負責發出訊號，專心將某特定圖案傳給對方；另外這個人負責收訊，盡量記錄彼方寄出的訊息。圖案是從電腦的資料庫隨機選出，並用電腦的標準來計算對錯。該實驗室做過的上百件遙視追蹤都相當成功，相對於巧合的機率是千億比一。瑞丁表示，在多數的案例之中，收訊者在電腦選出影像和發訊者發出訊息幾天之前，就已經預知訊息。瑞丁指出，這些研究在許多機構經過許多不同的調查者重新執行，包括史丹福研究中心（Standord Research Institute）跟科學運用國際公司（Science Applications International Corporation, SAIC），實驗結果相對於巧合的機率爲百萬兆比一，這些結果並刊載於頗有名望的期刊上，像是《自然》雜誌（*Nature*）、《科學探索期刊》（*Journal of Scientific Exploration*）等。奧勒崗大學的心理學家雷・海曼（Ray Hyman）是這個領域最著名的批評者，在對政府補助的SAIC試驗進行評估過後，他承認：「我找不出任何瑕疵。」

反應未來

研究者迪恩・瑞丁與他在拉斯維加斯大學（University of Las Vegas）的同事，調查中央神經系統是否對未來事件有反應。他們利用知名的「探索反應」（orienting response）〔註2〕的優勢，這種反應出現在當有機體面臨「戰或逃」的狀況時。當人類面臨危機或是未知、恐懼的狀況時，自主神經系統會有特別的反應：瞳孔擴大、腦波改變、汗腺活動提高，心跳起起伏伏，四肢會因血管收縮而至臉色蒼白。這些生理反應有其生物學上的道理，因爲當我們處於危險，這些變化使感覺更加敏銳，增加身體的承受度，降低外出血的危險，讓我們更可能安渡眼前的威脅。

瑞丁的實驗對象坐在電腦螢幕前，他跟其組員在參加者的左手測量三項代表生理激發的身體反應：心跳、指尖的血液數量，以及可以作爲流汗指示的皮膚電流或皮膚電導反應。當實驗對象按壓滑鼠，電腦就從一百二十張高像素的數位照片中隨機選出一個圖案；電腦螢幕空白五秒鐘，接著顯示圖像三秒鐘，接下來螢幕又空白五秒鐘，接著是五秒鐘休息時間，然後才開始下一個測驗。參加的實驗對象共二十四位，圖片共九百張。照片分爲平靜的跟情緒性的兩種，平靜的照片是看了會讓人愉悅的自然景觀、風景和開心的人之類；情緒性的照片則是讓人不舒服、驚駭或挑釁的圖像，例如色情、性，或是可怕的驗屍解剖。

實驗對象按下滑鼠之後螢幕空白的這五秒鐘，他們猜想會看到什麼樣的圖片，同時膚電反應開始提高。令人大爲吃驚的發現是，如果下一張圖片屬於情緒類的，在圖片出現之前，膚電反應上升的幅度就已經高於平靜類照片。換句話說，參加者在看到情緒類的照片之前，就先反應出未來的情緒狀態了。瑞丁跟他的同事稱此爲「前情緒效應」，意指「先發的情緒或感覺」。阿姆斯特丹大學（University of Amsterdam）物理教授狄克．拜爾曼（Dick Bierman）使用相同的照片，重複進行實驗，結果得到一樣的結果。

瑞丁總結這些研究結果，表示：「克林特曼的反應時間研究與生理前情緒實驗……皆顯示我們會在特定處境下，有意識或無意識地反應未來事件——那些無法以平常的方法得知的事件。」有趣的是，瑞丁跟貝爾曼的實驗對象反應最激烈的和性跟暴力有關的圖片。這有其生物學上的道理，如果有機體察覺到即將有性活動產生，就會先做好生殖的準備；若是暴力或危險即將發生，則可以先做準備或先行避開。這種預知能力是求生及繁殖的一大優勢，也是符合演化規則的重要利器。

這些研究好比「時間鬆化劑」，鬆弛軟化我們對過去、現在、未來的既定分類。究竟如何詮釋它們，在研究者之間爭議很大。眞的是未來行爲倒回來影響現在嗎？如果是，那時間的意義是什麼？果怎麼會行於因之前？自由意志又怎麼說？若我們曉得前面有什麼在等著，未來就成爲既定的嗎？面對這類問題的質問，瑞丁承認：「它們讓我頭痛。」我也覺得很頭痛。

縱使我們不完全了解這些不同實驗結果的意義，有一點似乎是清楚的——科學上已經具有足夠的資料，打破意識受限於大腦的概念。傳統見解已形變，非局域性的意識模型正在成形，因爲唯有非局域心識模型，才得以解釋這麼多的實際實驗，以及我們自身經驗中展現的空間─時間獨立性。

大衛．葛里芬教授相信，身體感官的角色絕對被過分高估了。他在當代哲學界享有崇高的地位。葛里芬聲稱，我們並非透過感官接收外界的資訊，相反地，我們是繞過感官來認識這個世界的。正如他在《超心理學、哲學與靈性》一書之中的論辯：「感官知覺是相當罕見的認知形式，具有中央神經系統的動物才有這個機制……它並不是我們唯一的認知模式，甚至不是基本的認知模式：非感官知覺才是根本的模式……我們得以用非感官知覺認知的事情，不只是周遭的，還有遠距事件。也就是說，認知隔了一段距離還是可以進行。」

如果葛里芬說得沒錯，非局域、非感官知覺模式是我們理解世界的基本方法，那麼，有什麼辦法可以強化這個功能嗎？若能跨出常規，拋卻我們的既有看法，遠距非局域知覺會不會更清楚、更強烈？

綿羊與山羊

幾十年來超心理學領域的研究者，希望運用催眠來強化非局域知覺的能力。在催眠狀態下，繞過人類的偏見和根深蒂固的習性，更加接近我們的非局域知覺。瑞克斯．史丹福（Rex

Stanford）與亞當・史坦（Adam Stein）是紐約聖約翰大學（Saint John's University）的心理學家，他們二人在一九九四年公佈一份超感官知覺的後設研究，比較在催眠跟正常情況下的知覺狀態。他們分析的二十九項相關研究之中，其中有二十五項提供了充分的資訊，足以供作分析實驗結果之用。催眠造成明顯的超感官知覺作用，相對於巧合可做解釋的比率爲兩千七百比一。比較起來，研究一般知覺下的結果相對於巧合的比率只有八比一。此一後設研究分析顯示，當我們藉由催眠或其他方法去除成見之後，非局域的知覺途徑就比較容易浮出檯面。

有些人認爲非局域的知覺途徑是不可能的，再多證據也不能說服他們，改變他們的看法。某位研究者心存懷疑，很不客氣地表示「除非有一百位不同的調查者，以一千萬次測試，設計一千個實驗，得到總體相對巧合比率爲千分之一比一」，不然他是不會接受超感官知覺的。研究員的調查也發現：相信非感官知覺與否眞的會影響結果。瑞丁在《意識之境》描述這些發現：「超心理學（parapsychology）研究的實驗結果差異很大，其中共通的就是相信非感官知覺與否所帶來的相關效應。心理學家葛楚德・施邁德勒（Gertrude Schmeidler）用『綿羊—山羊』效應來形容這種現象。」施邁德勒提出，死硬的懷疑論者不會經歷超感經驗，因爲他們潛意識中就在躲避。她稱有此類經驗的人是「綿羊」，對於懷疑論者，她則稱他們爲「山羊」。

一九九三年愛丁堡大學心理學家湯尼・勞倫斯（Tony Lawrence）公佈一項後設研究，歸納一九四三年到一九九三年之間進行過的所有綿羊—山羊實驗。實驗內容包括從有限的選項中選擇，例如猜卡片。這五十年間，共有三十七位不同調查者，提出七十三份研究報告，實驗對象共有四千五百位，猜測次數有六十八萬五千次。這些結果明顯支持「綿羊—山羊」效應：相信超感知覺的人表現得比不相信的人好，相對巧合之比率大於一兆比一。勞倫斯進一步發現，這些結果無法用研究品質差來解釋，也不是少數研究結果異常可以說明的。他歸納：「從這個交叉分析的結果，我們可以肯定地說：如果你相信超自然，那麼你在強迫選擇的超感官知覺測驗之平均得分，會比不相信的人來得高。」

情感共享

遠距非局域知覺有時會跟遠距非局域情感一起作用，例如，當人在他處感受到心愛之人處於緊急關頭，通常會經驗到跟對方一樣的生理症狀。不過，「接收者」的生理症狀不會那麼明顯。維吉尼亞大學的精神醫學家宜恩·史蒂文生（Ian Stevenson）對這個現象的臨床運用有獨到的見解。想想看，那麼多人去看醫生和精神醫師，他們都沒有明顯的症狀，只是抱怨身體不適。問題會不會是來自身在遠處，跟他們有強烈、非局域連結的人？史蒂文生相信答案可能是肯定的。他在《心電感應印象》（*Telepathic Impressions*）中寫道：「我相信，精神科醫師若願意多接受超自然對病人的影響，他們對病人病狀的看法可能會有出乎意料的改變。」

想法跟感覺的非局域性分享，偶爾會一腳踏到死亡的範疇裡去。一九六二年春天，在羅馬尼亞的布拉索夫（Brasov），寇斯瑪產下一對男雙胞胎，命名爲羅穆路斯跟雷穆斯。

跟許多雙胞胎的例子一樣，這對孿生兄弟曾有遠距離感覺共通的經驗。一個若有意外，另一個也會覺得疼痛。長大後，雷穆斯定居在羅馬尼亞中心的克路治（Cluj），羅穆路斯則住到黑海的港口康士坦沙（Constanta），相距遙遠。兩人感覺共通的經驗還是繼續沒變，例如分隔兩地卻同時罹患黃疸；有一次羅穆路斯到喀爾巴阡山旅行跌斷了腿，結果雷穆斯在克路治從樓梯上摔下來，腿也摔斷了。

一九八七年秋天，雷穆斯開始追求一名叫做蒙妮卡的女子，一個星期之後，羅穆路斯也開始追求另一個叫做蒙妮卡的女孩。隔年春天雷穆斯跟他的蒙妮卡結婚，一九八九年搬到新的公寓去。沒多久就過了蜜月期，兩人開始有不愉快，每天都在吵架。一九九三年五月十六日晚上十點鐘，雷穆斯喝醉酒回到家，太太對著他大呼小叫，說她要另覓新歡。他把她推到牆上，搶過她手上抓著的刀子，連刺了她十二刀，最後在深夜自行到警察局自首。

同一天晚上十一點鐘，羅穆路斯跟他的蒙妮卡有了一席長談。兩人關係向來平順，羅穆路斯卻莫名其妙地憤怒難當，結果竟勒死了蒙妮卡。羅穆路斯告訴康士坦沙的警察：「我不曉得我怎麼會犯下這種獸行。當我扼住我的女朋友，我覺得有一股無形的力量在逼著我。我沒有辦法，或者該說我也不想抗拒這股力量。」調查員發現，就在幾分鐘前羅穆路斯的雙胞胎兄弟剛剛犯下弑妻的罪行。

爲什麼不是快樂的事？

爲什麼非局域訊息分享通常都是負面的？因爲比起正面認知，負面認知的救生價值偏高，這可能是原因之一，史蒂文生在書中提出：「人類比較少用超感官方式分享快樂的事情，這是缺點嗎？或者是因爲喜悅的分享對我們沒有救生價值，傳達痛苦的感覺才幫得上忙？」

弗黑蒙將軍（John C. Frémont）是早期美國西部的拓荒者之一，據史蒂文生所述，他是這類情況最有名的例子。一八五三至五四年的冬天，他旅行至落磯山脈，路途艱困，食物短缺，身體狀況也大受威脅。另一方面，住在華盛頓特區的太太擔心得不得了，結果因缺乏食慾及睡眠不足而體力不支。過去只要弗黑蒙將軍出門遠征，她就會有這種典型的反應。可是過了不久，她的心理卻清楚地出現相反的感覺，彷彿知道丈夫不再有危險了，她覺得相當安慰，陷入沈沈的睡眠，漸漸復原。

同一時間終於有消息傳抵：弗黑蒙將軍長時間處於飢餓狀態，幾乎餓死。幸好最終他帶領軍隊覓得一處可以紮營的地方，那裡比較溫暖，可以好好休息，附近也可以找到食物。經將軍確認，弗黑蒙夫人感到如釋重負的時間，相當接近於他自己看到軍隊沒事時。當時他坐下來休息，把日記打開來，瞬間他眞希望可以用什麼方法「讓太太知道，我們已經度過所有的難關，我很好，沒事」。

個體性：我們付出的代價

巧合嗎？很多人希望是這樣，因為一個人的行動會被另一個人的行為、思想遠遠地影響，這個想法實在很難讓人接受。我們的法律系統建立在一個前提之上：每個人都應當為自己的行為負責。如果我們的思想跟行為會再不同時、地下互相影響，那麼究竟誰應該被起訴？在一個每個人都要負責的社會裡，就沒有人會負起責任。因此，如果我們認眞看待非局域互相連結的概念，有可能會導致自我放縱、毫無節制，社會將會全面失序——這是來自某些人的警告。

不過，這種想法的謬誤在於，硬要我們從兩種無法相容的選項裡面挑一個——不是各自負責的個體，就是沒有個性、沒有所謂個人則人、一視同仁。事實上，我們每個人都同時擁有個體跟集體這兩種特質，硬要二擇一當然會有問題。

如果大家都開誠布公，承認彼此有非局域的連結，結果可能是每個人都會更負責任、社會更和諧，而非出現比現在更混亂的現象。一昧否定非局域聯結所代表的整體性，是要付出龐大代價的。二十世紀的幾大戰役以及至今仍如火如荼的衝突——包括北愛爾蘭、巴爾幹半島、中東等地區，都是某一宗教、種族、政治體系或人民，對特殊性、獨特性和優越感的要求而引起的。眞正的禍因不在於非局域一體性，而是不肯讓步的個體性。不存一絲與他人共存的和諧感，無法設身處地替他人著想，也沒有同情、仁愛，只有自私跟褊狹。

矛盾的是，承認個體互通性可以加強我們的個體性，與他人連結，我們也因此更堅強。作家伊莉莎白．柏格（Elizabeth Berg）形容這種矛盾：「爲他人服務的價值驚人。我想，如果到治療室求助的人都被拉出去加入挖溝築堤，在工作線上互助合作，他們可能會如釋重負很多。」

非局域互通性無法受我們的控制。不論有沒有意識到，人類之間還是存有非局域連結，不斷彼此影響，這可能是好事，也可能是壞事。就算我們否認非局域連結的存在，它們也不會就此消失；拒絕承認只代表它們在知覺以外運作，更加不受我們控制。承認它們，就可以把它們帶回到意識知覺的範圍。而一旦它們把我們推往病態的方向，例如羅馬尼亞孿生兄弟的情形，我們才有可能想辦法加以控制。

被影響跟被控制不盡相同。我們可以受到他人非局域的影響而不被其控制，也不推卸責任，可是，首先我們必須承認非局域影響的存在。如果我們想要放棄自我控制，我們只需否定我們的非局域連結，接受社會虛構的理論，相信我們都是獨立個體，永遠只能獨立行事。

不過，有一點要釐清，尊敬非局域連結跟新世紀所謂的「同一性」（oneness）並不一樣——後者是虛僞的狀態，認爲我們所有寶貴的差異特質都必須抹平，而成爲某種神賜的同質性。但非局域互連性的希望，既非福報亦非同質，而是全體。

大腦的傳遞理論

目前，有一定地位的科學家大都相信，大腦以某種方法製造出我們稱爲意識的這種狀態。這個觀點把意識限制在生理的大腦跟軀體，以及一定的時間點之下，並不允許這裡所探討的遠距非局域知覺存在。然而每隔一段時間，就會有一些學者主張大腦並不產生意識，而是傳遞意識。傳遞理論認爲，意識存在於大腦及身體之外，因此也就張開手臂歡迎遠距非局域知覺。

哈佛心理學家威廉．詹姆斯是其中一例，他被喻爲美國心理學之父。詹姆斯在他那個時代的確反對過意識本質唯物說。他的論調至今還是深具意義。一八九八年詹姆斯在哈佛的「英格索講座」（Ingersoll Lecture），以「人類不滅：對於教條的兩種異議」（Human Immortality: Two Supposed Objections to the Doctrine）爲題，他說：「事實是，一個人可以隨其所欲，以個體獨立的方式來看帷幕下的精神世界，亦無損於大腦做爲傳導器官的普遍架構。」

神經精神醫學家彼得．芬維克（Peter Fenwick）是另一例。芬維克是當今英國在瀕死經驗領域的臨床權威，他當初開始探索這個領域的時候，仍是個懷疑論者。起初他聽說了許多來自美國的案例：瀕死時會穿越隧道，遇見明亮的生靈，他半信半疑。不過芬維克對這些事件的興趣日益濃厚，隨後他公開宣佈打算展開相關研究，一大堆類似的故事馬上湧入他的信箱。他跟太太伊莉莎白收到來自遍及英格蘭、蘇格蘭和威爾斯近三百五十個瀕死經驗的詳情，隨後整理收錄在《光之眞理》（*The Truth in the Light*）一書。以芬維克神經學專家的身分，在意識跟大腦運作方面有深入了解，此書由他操筆深具說服力。

芬維克論及幾個解釋瀕死經驗的不同假設。瀕死經驗是藥物、缺氧，或是二氧化碳增加所造成的嗎？是幻覺、解離經驗，還是夢境？是不是恐懼，或是腦部顳葉略微受損所致？是腦內啡這種腦部自然分泌的鎮靜劑過量的關係嗎？芬維克有系統地檢驗所有可能，正反辯證，得到的結論是，這裡面沒有一個說法符合標準：

> 顯然，大腦裡面必定存在著傳遞瀕死經驗的架構，也許跟傳達任何神祕經驗的架構是同一個……不過，主要的問題還是沒有解決：這種連貫、具高度組織的經驗怎麼有時候會在無意識的時候發生？若是發生於無意識狀態下，大腦在失序的狀況下怎麼還可能有秩序地行事？我們被迫下此結論，要不是科學少了一個根本環節，可以用來解釋混亂的大腦如何形成有組織的經驗，要不就是某些經驗形式是超個人的——也就是說，它們倚賴的是可自腦部脫離的心識。

對於大腦以某種方法傳遞意識，而非創造意識的假設，芬維克認為這一點值得認眞看待。他也封詹姆斯爲大腦傳遞理論的擁護者之一，相信詹姆斯的理論「即使提出至今已經過了一個世紀，但是對科學仍深具重要性」。

我們可以看到，傾向於傳遞理論的學說，基本上設定意識獨立於大腦以外存在。腦部與意識的來源聯繫，並由此來源接收、修訂資訊。芬維克提出，記憶部分留在大腦，可是有很大一部分是保存在大腦可及範圍以外。就算人死去了，大腦跟身體不再作用，意識這個場外儲藏庫還是可以繼續存在。這也許有助於解釋爲何很多人覺得自己是一個大整體的一部分。

芬維克也體認到這個模型假設有一個問題：「我們碰到一個困難——目前沒有任何已知的機制可以如此連結大腦跟心識，或者可以讓記憶存在大腦以外的地方。」他補充：「普遍說來，傳遞理論另外有一個弱點——即使它們是正確的，也難以證實。傳遞理論會如此解釋：心識透過大腦傳遞，若是腦部在傳遞過程中功能受到干擾，傳遞因此中斷，心識失調的現象就會出現。不過對於強調心識位於大腦之內的學者來說，心識跟意識是腦部功能之一，腦部功能失序會造成精神失序，類似辯證一樣可以成立。沒有任何實驗可以輕易區隔這兩種學說的差別。」

儘管所有的傳遞理論都具有一定程度的揣測，但在評估的時候很容易掉入雙重標準之中。保守的科學家通常摒棄這些理論，因爲正如芬維克自己承認的，傳遞理論只提供說法，無法證實心識與大腦互動的過程。然而現有在科學界普遍流傳的「意識爲大腦製造」，也同樣是純粹推測。誠如哲學家法傑瑞・法達索柏利（Jerry Fodorsoberly）所言：「物質（例如大腦）有沒有意識，沒有人知道。要說有，沒有人可以證明；要說沒有，一樣沒有人可以證明。要是物質眞的具有意識，這會是什麼樣的世界？這麼多問題有待意識哲學來探索。」

即使與意識相關的理論都是推測出來的，傳遞理論還是具有明顯優勢，它將證實遠距非局域知覺的經驗數據列入考量，不會強迫我們否定自己的經驗。

不過，意識的傳遞理論命名有誤。傳遞（transmission）一字源於拉丁文，表示「送到或送過去」。在非局域經驗之下，並沒有任何東西眞正被傳播或送出的跡象。如果眞如證據所顯示的，意識具有非局域性，那麼時間跟空間對它而言並沒有意義；它是永恆的，也是無所不在的。所以說，意識已經到處充斥，沒有必要要從A點傳送任何東西到B點。再說，如果心識眞的有其非局域性，意識的場外或大腦外部儲存庫這個想法也沒有意義。儲存東西是把東西關起來，而非局域性的眞義正在其不受限制的特性，或稱為缺少了局部化。因此，如果我們遵循意識的非局域模式，根本不需要找出意識究竟是如何傳遞的，也不需要探究頭蓋骨以外的記憶儲藏庫究竟會落在哪裡，對於非局域性，這些問題都是多餘的。

所以，「傳遞」是從傳統、機械論的世界觀所分析出來的概念，當運用在非局域現象時，「傳遞」一詞誤導了意識的本質。可是又因為這個理論將意識自腦部的束縛解放，有異於向來以大腦為基礎的意識概念，仍舊不失為一大改進。有一天當我們學會輕鬆自如地看待、談論非局域現象，不再受傳統世界觀左右，就會創造出自成一格的語彙，擺脫傳統意涵的誤導。在那之前，或許我們還是暫時先把「傳遞」一詞加上括號，好強調此實驗性質的用法。

若我們有一點機會可以了解心識跟大腦的關係，我們一定會學會非局域性思考，否則我們將會不斷繞著根本就不能用在非局域世界的問題打轉。

接納非局域

從前我相信，醫療專業人員要克服對遠距非局域知覺的成見，的確存在某些心理障礙，最好的方法就是自己經歷一遍。不過這也不盡正確，因爲這些經驗並不罕見，一直都存在著——它們才是常態的。我要再次強調哲學家葛里芬的觀點：非感官知覺是我們獲取資訊的根本方法；這意味著我們無須另尋他途，好擁有非局域經驗，我們只需要對它們多加注意就可以了。

醫學博士比爾·史都華（William B. Stewart）是健康與療癒協會（Institute for Health and Healing）及舊金山加州太平洋醫療中心（California Pacific Medical Center）的醫學主任是這方面的先驅。幾年前有人風聞醫療中心的驚人發展，去電詢問相關資訊。比爾剛好接到這通電話，這個人在電話那頭問：「你們的工作人員有什麼遠見（visionary）？」眼科醫師比爾回答：「我不曉得什麼遠不遠見的，倒是我們有一個很棒的眼科醫生，可以嗎？」

我喜歡比爾的答案。我們不需要特殊的見解來幫助我們踏進意識的非局域範疇，或幫助我們了解自己是誰。我們只需要覺醒。

譯註

〔註1〕：meta-analysis，將相關領域曾經做過的若干研究之結果，綜合起來進行統計分析的系統性分析方法。

〔註2〕：orienting response，探索反應，一種注意力的機制。自主神經系統會控制心跳、血壓、呼吸和其他生理反應，無須刻意調節就會運作如常，就如呼吸的節奏。同時，神經系統也會根據一些特有的規律來調節注意力的導向，告訴我們環境中有何異常狀況。這個負責注意力導向調節作用的機制被稱爲探索反應。

【第十一章】回歸祈禱

知名人類學者瑪格麗特．米德（Margaret Mead）曾經說過：「祈禱無須任何人工能量，不會燃燒任何化石性燃料，也不會產生污染。」還有一項米德沒有提到，但卻是所有醫療同業應該都會感興趣的特質——它的效用。目前已有充分證據顯示，祈禱和宗教熱忱與身體健康有關連。

此一訊息越來越廣爲人知，祈禱在二十世紀大半時間都沒有受到醫學界的重視，如今逐漸回歸到醫學之中。這個現象引發各式各樣的反應，有興高采烈，有困惑慌亂，也有驚恐震撼。

「祈禱眞的有用嗎？」

一九九六年我受邀到紐約市一所大型醫院演講，同時接受一些諮詢，當時我就碰到這樣的反應。那天我先向醫院員工發表演說，接著討論到代禱作用的種種證據，顯示它的作用在科學上已經普遍獲得證實。我在現場提到多項引起醫學界注意的突出實驗，並概述幾項正在進行的研究。當天稍晚我與住院部的員工在後續會議中碰面，討論還未開始，就有一位顯得相當困擾的神職人員過來找我。他是住院部的專職人員，把生活奉獻給臨終病人，爲他們祈禱，提供他們精神上的引導，同時也爲住院部員工提供心理上和心靈上的支持。他一走過來就說：「嗨，恕我單刀直入，今天早上我聽了你的演講。如果我沒搞錯，你是說代禱眞的有用是嗎？」

一時之間我啞口無言，不曉得如何反應。雖然這個人的生活完全沈浸在祈禱之中，他心中顯然存有深深的疑慮，不確定自己的禱告究竟有沒有用。聽到有證據顯示代禱可能眞的有用，他既驚愕又困惑。我們私底下聊了一會兒，然後我對他確認我先前的說法。他的誠實讓我很佩服；我們大多數人都不像他那麼勇敢，縱使對禱告心存懷疑，也不見得會表達出來。

這個經驗證實了我的信念，就算是「忠實信徒」，也會在心識的某個層次上懷疑禱告的效用。而且，就算是宗教從業人員，聽到科學對祈禱的肯定，仍不免震驚。無疑地，其中原因相當複雜，但是過去兩個世紀以來科學跟宗教之間水火不容的關係鐵定難辭其咎，尤其是在達爾文時代之後。兩方陣營交戰下，宗教多半敗下陣來，想當然爾，多數宗教信徒一聽科學居然恭維起他們的信仰了，心中還是猜疑連連。

美國二十世紀的教育方式及社會發展，讓大家對科學產生一套刻板印象，這也是宗教人士不喜歡科學介入他們地盤的另外一個原因。幾乎所有人就學時都聽過這個影響我們生活態度的口號：「過生活有兩種方式。你可以選擇要知識、理性、分析、邏輯、科學；或者換種方式，你可以選擇要直覺、靈性跟宗教。這兩個面向互不相容，彼此互斥，你不能兩種都要。」

大部分人擇一奉行，從中選擇一種做爲準則，可是卻害得自己無所適從，近乎精神分裂，終其一生爲這種違反自然的狀態受苦。然而，禱告研究的發展顯示，這兩種選擇並非不能共存。科學跟靈性可以擺在一塊；是的，我們可以兩個都要。

何謂禱告？

我與好幾千位美國人討論過，我問他們，他們覺得禱告是什麼？我得到的結論是，如果我們眞的對自己誠實的話，在我們文化中對禱告最普遍的印象是：「禱告就是講話，也許是講出來或者是靜默的，對一個白皮膚、男性的、宇宙之父的人物說話。」

當然，這是一個極度受文化框架限制住的觀點，但這個看法卻是世界上大部分人對禱告的看法。很多人相信，祈禱主要是一個狀態，而不是要你特別做什麼——像天主教修道士湯瑪斯·牟敦（Thomas Merton）就曾經說過，他自己是用呼吸進行祈禱的。還有，很多祈禱的人並不喜歡男性神祇，或是任何擬人化神祇這個概念。想想世界最大的信仰之一——佛教，佛教並非一神論，可是祈禱同樣是佛教傳統的核心。佛教徒對宇宙祈禱，而不是對一個人性化的神祈禱。如果像大部分人想的那樣，祈禱是對某一特定對象說話，那麼佛教並不符合這個假設。對於佛教徒以及其他有異於我們文化規範的人，我們是不是應該告訴他們，他們並不是眞的在祈禱呢？

在以下的討論中，我將試著謹愼地爲祈禱提出一個較廣泛也較模稜兩可的定義。「祈禱是與最高主宰進行溝通。」這樣的定義涵括了一切；它確認了宗教包容的特性，並樂於讓人們自行定義何爲「溝通」，以及「最高主宰」究竟是誰或究竟爲何。這樣廣泛的定義，可以涵蓋參與祈禱研究的人所屬的不同信仰。

代禱（intercessory prayer）又是什麼？intercessory一字是從拉丁文的inter跟cedere結合得來，前者是「介於兩者中間」，後者是「從事、行走、移動」。前面幾章曾經討論過，代禱是在兩者之間——代表某人傳達，或為力圖保全某人的處境。被祈禱者通常離禱告的人很遠，所以代禱也經常被稱為遠距祈禱。

實驗數據是否能充分支持代禱的作用，這個問題眾說紛紜，歧見甚鉅。這個領域的實驗數據難以斷定，有一部分就是因為我們對用語缺乏一致的標準。另一方面，醫師丹尼爾・班諾（Daniel J. Benor）著有一部四冊作品《醫療研究》（*Healing Reaearch*），書中引用近一百五十項相關研究，其中很多研究可信度極高，而且有一半以上的研究在統計數據上達顯著。

很多研究者偏好「遠距意念」（distant intentionality）這個比較中性的語彙。即使研究真的涉及祈禱，他們也不會在報告題目中用到這個詞。當實驗對象有禱告的行為，他們可能會描述他們的研究結果得自實驗對象的「全神貫注」，或是實驗對象運用「精神作用」；要不可能會用「精神療法」、「超心理療法」、「心靈療法」之類的名詞來形容他們的成果。

或許我們不該在這一點上對研究者過於嚴苛。意識的遠距作用這方面的研究，多半被認為是超心理學的範疇。這個領域本來就已經夠受爭議的了，不用加上遠距、遠距代禱這些概念來湊熱鬧。不過，實驗者不喜歡用「禱告」一詞還是要付出代價：這造成了辨識祈禱與療癒的困難，以及低估了祈禱實驗的數目。

宗教人士則對「超心理學」（parapsychology）一詞極不舒服，並強烈反對超心理學家將禱告的行爲說成是精神意圖、集中注意力，或甚至是冥想。他們經常覺得超心理學家不重視禱告，不尊重祈禱所屬的靈性傳統。我同意這些異議，不過從我多年研究禱告跟超心理學的經驗，我感覺這些領域之間並沒有明確的區隔，劃分界線實在不可能。在超心理學實驗之中，人試著要影響遠方的生物，實驗對象通常藉由實地禱告，或者進入一種莊嚴、虔敬、類似禱告的心識狀態，以達成任務。另一方面，當人們祈禱時，通常會有心電感應、透視、預知等等的超自然經驗。

幸好，宗教跟超心理學之間長久以來互相排斥的現象已開始減弱。美國發行的《宗教與靈魂研究期刊》（*Journal of Religion and Psychical Research*）以及英國發行的《基督教超心理學家》（*Christian Parapsychologist*），是爲這些領域搭起橋樑的顯著例子。後者是一九五三年由一群英國神職人員跟一般信徒創辦，正如刊物的使命宣言揭示的，他們「深信心靈現象與基督信仰高度相關，在生死兩方面皆是……對於心靈現象的研究，如果是在精神生活的領域之外，也就是在祈禱、崇拜與服務人類之外，可能有益，但也可能有害」。

展開搜尋

生物體的遠距祈禱研究，目前的實驗對象不只涉及人類，非人類也包含在內。加州超個人心理中心（Institute of Transpersonal Psychology）研究主任布遶德表示：「人類能夠以精神之力，在一定距離之外影響多種生物標的，包括細菌、酵母菌落、海藻、植物、單細胞動物、幼蟲、潮蟲、螞蟻、小雞、小鼠類、家鼠、沙鼠、貓、狗，以及細胞組成體（血液細胞、神經元、癌細胞）與發酵作用。以人爲實驗對象，精神作用可以造成的影響包括眼球運動、大肌肉活動、膚電活動、體積變化、呼吸以及腦波等等。」如前所述，班諾在對這個領域的四冊分析中列出的相關研究有一百五十種之多。

二十世紀與人有關的禱告研究，以一九八八年朗多夫・拜爾德（Randolph Byrd）醫師發表的報告最享有盛名。他是加州大學舊金山醫學院的心臟病學家，他將心臟重症加護病房的三百九十三位病人隨機分成兩組，一組接受代禱，另外一組作爲對照。代禱由醫院外面的團體提供，只要他們認爲適合的時候就進行祈禱。這是一次雙盲研究，病人、醫師、護士沒有人曉得是誰在接受祈禱。結果好幾次被祈禱的病人都表現得比較好。祈禱組死亡個案較少（不過這項差異在統計上未達顯著），他們比較不需要氣管插管及人工呼吸器，服用利尿劑跟抗生素之類強力藥劑的需要程度較低，肺水腫發生機率較低，需要進行心肺復甦的情況也比較少。

拜爾德的調查也指出研究代禱作用時會碰到的各種困難。通常，對照研究中的變項是可以控制的，例如，測試新藥物的效用時，設計一個對照組，該組不接受欲評估的療法，就可以與實驗組兩相對照。可是在與病人有關的禱告研究中，對照組的實驗對象可能會爲自己祈禱，或是關心他們的親人朋友也可以爲他們祈禱──「外來禱告」的問題就出現了。即使外來禱告的程度在醫療組跟對照組之間可以維持同等，還是有一大問題存在，因爲兩組如果同時接受禱告，實驗就不再是祈禱與不祈禱之間的測量，而是禱告程度或總數的測量。英國開放大學（Open University）物理系教授羅素．史丹拿（Russell Stannard）表示：「有可能這些被請來爲『禱告療法組』祈禱的人的努力，徹底被那些與病人相關的虔誠祈禱者給擊敗。」如果是這樣，兩組可能都自禱告獲益，看不出是否眞有明顯差別。技術術語稱此爲「效果規模減弱」，在研究方法上是一個頗棘手的問題，因爲這表示祈禱就算發生作用，也有可能顯得無效。雖然這個問題可以用精密的研究方法來解決，但是只要是涉及禱告的研究，這都會是一個很大的絆腳石。

研究者考慮過幾個方法，要克服對照組成員的自我禱告，例如，以生病的嬰兒、新生兒、無意識或腦部受損的成人──那些不能或不會替自己禱告的人來作實驗對象。但是，心愛的人或朋友還是可能會爲實驗對象禱告，仍然不能排除兩者效果混淆的問題。

批評人士因此指控，實驗的對照組無法排除外來祈禱的作用，所以祈禱的對照研究是不可能的。然而，所謂的對照研究，不見得對照組就不能涉及變項。特定藥物高劑量與低劑量療法的對照實驗就是一例，不論是對照組還是實驗組都會同時服用評估的藥物，只是劑量高低不同。這跟大多數與代禱有關的人類研究相似。

如果用非人類來當作實驗對象，這些研究難題理當可以完全克服。舉例來說，研究禱告能否影響細菌的成長率時，對照組裡的生物體想當然爾不會自己禱告，牠們的細菌同胞也應該不會替牠們禱告，因此就不須考慮外來祈禱的干擾。所以說，非人類的禱告研究可以達到相當高的準確度，從這一類的禱告研究，我們也可以比較出在人類身上測試到的祈禱效用，眞是被小看了。

縱使拜爾德的研究設計還有改善空間，他首開先例，做出這樣的實驗，實在值得莫大獎賞。他經由這個實驗創下一項原則：遠距、代禱可以像藥品一樣，以精密的醫療環境仔細控制，作爲實驗的變項，並在人類身上研究此變項的作用高低。拜爾德的貢獻在科學界是非常重要的里程碑，不是因爲它是頭一個與祈禱相關的研究，也不是因爲它完美無缺，而是它幫我們打破祈禱不能作爲醫療研究課題的禁忌。

祈禱研究的反對聲浪

宗教團體

剛開始從事禱告實驗時，我以爲相信禱告的宗教人士，多半會歡迎科學對祈禱的肯定，證實祈禱的效用。所以，當我發現有些宗教團體強烈反對這些調查結果的時候，我眞是嚇了一跳。他們的異議有幾個主要原因。

很多人認爲禱告是宗教儀式，不適合科學實驗實事求是的作法。祈禱對他們來說環繞著神聖的光環，若是用在宗教以外的目的，便會遭到玷污。聖本篤修會修士團可能不會同意這種偏頗之見，他們選擇依循古老的訓言——「祈禱就是工作，工作就是祈禱」。那如果有人是在實驗室裡工作呢？禱告難道不能像聖本篤修會修士的態度那樣，是實驗室工作的一部分嗎？爲什麼祈禱在教會就爲眞，到了實驗室就是假？

有時候稍微轉個彎，念頭一轉，就可以讓我們了解在任何情況下都可以禱告。吉恩．馬丁尼（Jean Kinkead Martine）曾經提過一段發生在兩位禪宗師父之間的對話，他們兩個都是老煙槍，擔心祈禱的時候不可以抽煙。他們決定分別去問寺院住持的意見，再來比較答案。其中一個說：「我問他：『禱告的時候可以抽煙嗎？』結果被罵到臭頭。」另外一個說：「可是我問：『抽煙的時候可以禱告嗎？』住持拍拍我並嘉許我。」

馬丁尼說：「打字的時候祈禱，接電話的時候祈禱，用的是不同的祈禱方式嗎？這種方式是不是禪宗師父所修習的——就像是在結冰的道路上開車，或面臨不可能達成的任務時，內心那種無言的祈求？）我喜歡馬丁尼的比喻，「就像是在結冰的道路上開車……內心那種無言的祈求」，這句話營造出的印象值得深思。遠距意念的研究對象運用的就是某種「無言的祈求」，他們想要勸哄、促成、幫忙，藉由某種辦法來導引實驗朝一定的結果前進，而這個辦法通常是祈禱。

我在《治療之語》（*Healing Words*）一書首先提出「祈禱生活化」（prayerfulness）這個概念，談到祈禱在每天的工作中是很自然的一部分，祈禱生活化著重「存在」，而非「行動」。我發現許多醫師認爲這很有道理。一位傑出的外科醫生曾經寫信給我，說他接受醫療跟外科訓練之後放棄祈禱，不曾再爲病人正式祈禱過。而祈禱生活化這個概念幫助他了解到，自己其實一直在爲病人祈禱，從來沒有間斷過，只是進行的方式可能不是實際的祈禱，而是試著感同身受，對病人付出關懷及憐憫。所以，事實上，對他來說，手術就是在延續祈禱的行爲。

其他反對禱告研究的人，則視這些實驗爲異教徒「測試上帝」的傑作。我相信這是對祈禱研究者的不實指控，也是不理性的。不說別的，試問，哪個死硬的懷疑論者會把寶貴的時間跟有限的研究基金，拿來調查他自己反感至極的題目？研究者通常會作自己喜歡的題目，而不是那些他們認爲沒有意義的研究。

事實上，多數祈禱研究者的態度正好相反，他們的目的並不在於「測試上帝」。有一位研究人員就說，當她進行禱告實驗，是打開一扇窗，讓全能的神可以透過這扇窗顯現神蹟。另外一位禱告實驗者則想像，安排禱告實驗好比在家準備精緻餐點，在桌上擺好餐具，菜也端上桌，然後打開家門，耐心等候，看會不會有人出現。若有客人來，表示實驗奏效了，這頓飯就成功了；否則，就重新歸零，再設計一個更吸引人的情境，讓客人上門。我認識這個領域大部分的研究者，他們都具有高尚的心靈，我相信他們都會同意，禱告實驗可以用神聖及莊嚴的態度進行，並對靈性的世界心存敬意。

我還發現部分宗教團體的心態很微妙，對祈禱實驗有另外一種反對的聲音。祈禱效果與祈禱者的宗教背景並沒有關連，這一點顯然不太令他們滿意。禱告實驗清楚顯示，沒有辦法比較不同宗教的祈禱效果；祈禱是全人類的普遍現象，不屬於任一特定宗教，所以也沒有哪一個宗教的效果最大。有些基本教義派份子對這個說法相當反感，他們爲了保有自身的特殊性，寧可譴責所有有利祈禱的實驗證據。

科學團體

反對代禱的科學家，相信人類意識多少等於大腦的運作，也就是說心識的效應不會脫出身體跟大腦的範圍。根據這個看法，是一己之願也好，經由超越的媒介也罷，原則上意識不可能超越距離產生任何作用。對這些人來說，代禱跟古時候所謂的「遠距的鬼怪作用」〔註1〕沒有兩樣，怪力亂神怎麼能跟科學搭得上邊？

反對代禱的懷疑論者幾乎也都反對超心理學，與遠距精神現象有涉的領域，像是心電感應、透視、預知、念力（psychokinesis）等等，對他們來說都不值一顧，他們似乎深信這些現象違反了物理法則，所以當場就判它們出局。

可是，著名物理學家傑瑞德．芬柏格（Gerald Feinberg）就不這麼認爲。預知是在事件發生之前就有的感知能力，可能是最具挑戰性的超心理學現象，跟預言能力很像。芬柏格提到預知能力的時候寫道，「假設這類現象眞的存在，現有物理基本等式完全不須修正，就可以解釋說明。」此外，心理學家保羅．米爾（Paul Meehl）與科學哲學家麥可．史奎芬（Michael Scriven）指出，遠距精神意念的反對聲浪多半建立在兩大基本假設之上：一、現有的科學知識牢不可破；二、ESP遠距代禱與現有科學知識背道而馳。這兩個假設極其值得懷疑。流行病學家傑佛瑞．烈文是宗教實踐與健康關係的一流權威，他曾經對祈禱療癒能力提出一套理論模式，賦予祈禱應有的科學地位。

眾所皆知，科學上的經驗證據通常出現在一套可解釋且廣為接受的理論發展出來以前，也就是說，科學理論基本上是在迷霧中前進。很多療法現在看來尋常，例如阿斯匹靈、奎寧、秋水仙鹼〔註2〕跟盤尼西林之類的藥物，藥效頗受肯定，可是有很長一段時間，我們對它們的效果也是只知其然，不知其所以然。今天代禱的狀況可比當初種種科學現象，在普遍公認的理論發展成型以前，顯示效用的數據可能遭到很大的爭議。這一點不難理解，就算對醫學歷史只有微薄認識的人，也應該很容易接受。

有些時候某些公認的科學論述卻從未被完全解釋。一六〇〇年代，牛頓倡導萬有引力定律，被輿論攻擊，說他是對神祕主義投降。就連牛頓自己也提不出解釋，可以說明身體為何會依據他主張的定律反應，又如何在一段距離以外互相彼此作用。維吉妮亞州立邦聯大學（Virginia Commonwealth University）的哲學家尤金．彌爾斯（Eugene Mills）表示：「這類擔憂不再困擾我們的原因，不在於我們已經找到答案。」而是因為過了一段時間，我們逐漸習慣了這項理論。所以，代禱也有可能如此。

另一方面，有些人認爲大聲疾呼利於代禱的證據，可能會造成一大票生病的人通通來禱告，只祈禱而不用「眞藥」，後果將不堪設想。這個擔憂並不理性。蓋洛普（Gallup）跟芝加哥大學全國民調中心的相關調查顯示，百分之八十到九十的美國人本來就經常祈禱，不需要生病的時候再特別禱告。他們也不可能因爲這樣，碰到健康問題時就拒正統醫療於門外。基督科學派（Christian Science）之類的宗教的確是偏好生病時只祈禱而不求助其他外力，可是，調查資料一再顯示，絕大多數的美國人身體不舒服的時候還是非常務實的。他們通常雙管齊下——醫療跟禱告兩種方法互補使用，不會只選其一。

推翻懷疑論者

除了方法不嚴謹、故意欺騙、腦筋不正常這些指控之外，懷疑論者還經常批評這些研究是學術圈外不入流的科學家做的，沒有在具有公信力的期刊上發表過，未受到專業人士的肯定，若有負面結果也隱而不報（抽屜檔案效應），而且也沒有重複進行以再次證實實驗結果。但是，這些從未間斷的怨言明顯有誤。

如前所示，代禱作用的證據並不限於單一種生物體；代禱對象包括各種生物，人類、動物、細菌、眞菌、人類跟動物身上的健康組織與癌組織，以及酵素培養等等。祈禱對象的多元化非常重要。有批評指出，這些效果只能說明實驗的時候存有暗示或預期的作用，所以不管是不是祈禱發揮了功效，這些心理作用起碼會造成一些影響，也就是一般所說的安慰劑作用。不過，有些研究以非人類作爲祈禱的對象，這項爭論不辯自明——除非懷疑論者繼續堅持微生物、酵母和細胞也有跟人類相似的情緒。

研究遠距意念跟祈禱的科學家多在聲譽卓著的機構任職，他們的研究符合嚴格的科學標準——隨機選擇案例，精準控制流程，且多經一再實驗以驗證實驗結果。而且，往往是那些與非人類有關的最縝密研究，得出的結果最有力、最明顯。這點正好與懷疑論者的指控相反。

然而這並不表示這個領域的所有研究都是完美的。任何科學領域的實驗品質都有良莠不齊的狀況，這個領域也不例外。評估的時候，不管是針對這個領域還是其他範疇，我們都應該品評最優秀的研究，從這些頂尖的研究中歸納出共同的方向。但懷疑論者通常把最壞的找出來，以偏概全地否認整個領域。

與代禱相關的實驗，沒有一個眞的能說是絕對完美，讓人無從挑剔的。這個領域跟醫學科學多數領域一樣，需要許多證據線索串連成一個完整的論據，這不是光靠一個研究就可以辦到的。

懷疑論者的態度轉變

有些消息比較靈通的懷疑論者，對遠距精神效應似乎從攻擊姿態轉爲防衛姿態。心理學家海曼也承認，「心靈現象的論述似乎有很大的進展。當代的一些發現似乎顯示了某種不僅是統計異常的現象。我必須承認，我沒有現成的解釋可以說明這些觀察跡象。」

海曼的一席話使爭論焦點從這些事情是不是眞的，轉移到事件發生的過程上。海曼跟許多同持懷疑態度的同事，縱然不願意承認這些現象的眞實性，可是他也不諱言：「然而，超乎機率而無從解釋的統計異常，還不足以成爲異常認知能力的有力佐證。」因此，代禱也是屬於這種情況。他的這種看法似乎反覆無常，而且專斷，等於是雙重標準。究竟哪些統計數字是可接受的，哪些又不是？我們能任意選擇嗎？如果我們否定了對於超心理學與祈禱的統計研究方式，我們又如何用這種方式來研究其他具有爭議性的科學項目呢？

加州羅斯奧圖斯界限學院（Boundary Institute of Los Altos）研究員瑞丁在《意識之境》一書說道：「很多出了名的懷疑論者，態度逐漸在軟化，顯示了對這些爭議現象的看法開始有了轉變。」瑞丁曾爲長途電信業AT&T、康特爾（Contel）、普林斯頓心理系、愛丁堡大學以及美國政府執行過多項超心理學研究，是這個領域的先驅。他在《意識之境》也提到已逝科學家卡爾·薩根（Carl Sagan）這個例子。薩根畢生以推廣大眾科學教育爲職志，一九九五年出版《魔鬼盤據的世界》（*The Demon-Haunted World*）一書，對外星人綁架、靈媒、信仰治療師、火星臉，以及「在書店新世紀專區找得到的任何議題」提出尖銳的質疑。瑞丁指出，在厚達四百五十頁的書中，有一個段落的直率坦言令人驚訝：

在我寫作之時，超感官知覺這個領域有三大主張，依我看，這些主張值得認眞看待：一、人類可以靠思考對電腦的亂數產生器造成些微影響；二、受到輕微感覺剝奪的人，可以接受到「投射」於其上的想法跟意象；三、小孩子有時候可以仔細述及前世，而且在核對後發現精確無誤，除了轉世輪迴不可能有別的方法可以得知。

薩根的坦白跟海曼一樣，暗示科學家對人類意識非局域行爲的抗拒，包括對遠距、代禱的反抗態度逐漸在軟化。

沒有證據可以證實代禱與遠距心理的作用，多年來批評者一直緊咬這點不放。縱使實驗證據大幅增加，實驗品質也大有提升，批評者卻故態復萌，攻擊這個領域長久以來面臨的弱點——如我們所見，跟這些現象有關的科學理論目前仍未出現，繼續否定這些現象的存在。依我之見，要發展出一套遠距精神意念的意識模型，首先必須肯定心識具有非局域性的特徵才行。一九八九年我在《還原心神》（*Recovering the Soul*）一書，首次提出「非局域心識」這個詞。我用這個辭彙來強調以下概念：意識並非身體跟大腦的一部分，它超越大腦和軀體的範圍，既不侷限在一定的地點，也不能被時間分割，這也是貫穿本書的中心意旨。

幾個警告

許多理論假設以量子物理的發展跟詮釋爲基礎，企圖藉以解釋遠距非局域知覺的現象。不過別忘了，物理——不管是量子學說或其他學說——並沒有解釋意識或證明祈禱有效。近年來量子一詞到處可見，從心理學到醫療，甚至高爾夫球都有。我們可以想像，不久之後搞不好就會聽到「量子祈禱」的說法。

物理學家，或所謂的科學家，至今對意識的本質還沒有共識。幾位在神經生理學界備受敬重的研究者，相當懷疑物理是否能夠幫助我們認識意識，威廉．卡爾文（William H. Calvin）就是其中之一。他在《大腦如何思考》（*How Brains Think*）一書中斷言：「意識，或任何關於它的意涵，當然都不是位於物理的下層……這些意識物理學家使用數學概念來解釋，結果反而造成更多困惑……這類的理論家通常避免使用『靈性』一詞，而改用『量子場』之類的說法……意識物理學家的這種作法，等於是用一個謎來取代原來的謎。」

有些傑出的物理學家並不相信自己提出的物理學說，眞的可以增加我們對心靈的理解。已辭人世的約翰．貝爾（John S. Bell），他的貝爾不等式讓大家對量子的非局域性產生很大的興趣。他曾經說過：「依我個人之見，物理進步得還不夠，尚未能與心理學、神學或社會學接軌……我也不認爲我的貝爾定理（註3）可以讓你更靠近神。」

不過如果從代禱研究方興未艾的情況來看，這個觀點是太過保守了。越來越多科學家認爲，物理打開了一扇窗，讓大家正視遠距意念和祈禱的重要性，引發思考。至少物理學容許我們思考意識可能以非局域性的方式存在。爲什麼呢？因爲物理學已經發現了明顯非局域性的量子事件，像是距離遙遠的次原子粒子之間有旋轉的關連。赫柏特在《量子實相》（*Quantum Reality*）中說過，非局域量子事件都有三項明顯特徵：立即（也就是同時發生）、無媒介（不依賴任何已知形式來「傳動」）與不趨緩（力量不因空間區隔加大而減弱）。遠距代禱跟這些事件大大相似。如果物理學家已經發現次原子領域非局域事件的存在，我們就有理由擴展這個假設，探索其他遠距事件的可能性，例如遠距代禱。物理學界的這項貢獻意義非凡，因爲它有助於爲「有相當距離的精神行爲」與代禱驗明正身。這些事情被科學拒於門外達三個世紀之久，終於有平反的機會了。

我還要再提出一個警告：我們必須認清，控制實驗只能測試禱告的其一面向，所以極度受限。英國物理學家史丹拿說過：「祈禱本身是多元的，包括禮拜、感恩、悔改、奉獻、靜思、冥想等等，祈求只是其中一部分。不只這樣，實驗只考慮請陌生人代禱，這點也很有改進的空間。我跟很多人一樣，認爲代禱的力量來自於你對所愛之人及親密朋友的關心……沒什麼關係的陌生人不會感同身受，所以作用有限。」

不過，在評估收穫之時，我們也不要過分小看這些成就。班諾醫師曾經總結這個領域目前的狀況，他說：「這個領域的研究數量充足，不乏經過仔細設計、執行過程也相當精準的案例。來自各界的明顯數據，足以讓我們斷言，祈禱是效力卓著的有效介入。」

展望未來

雖然我們還需要更多實驗數據（各個領域的科學家都會這麼講），不過我認為，正視代禱的最大障礙其實不是缺乏經驗證明，而是想像力不足，看不到祈禱是怎麼發生作用的，很多人乾脆就堅持祈禱沒有用。除非我們學習用其他方式來看世界，否則永遠會跟代禱井水不犯河水，就算證據多麼有力，我們還是會否定它們。醫師及研究者楊恩·厄倫瓦德（Jan Ehrenwald）在《神經及精神疾病期刊》（*The Journal of Nervous and Mental Disease*）中提到，我們為什麼不肯接受代禱的證據：

相對論和量子力學公式創立至今已有半個世紀以上，奇怪的是，現有人格理論卻仍深陷在猶太基督、亞里斯多德學派跟笛卡兒哲學這些古老傳統之中。我們對生物體的神經生理模型，以及對於「心識」的心理與精神分析認知，還處於歐幾里德空間（註4）底下，遵循機械性的、牛頓理論及因果還原的原則。

古典模型的特徵是什麼？就是認定人格為封閉、完備自足、平衡穩定的系統，運作於一個在相對論之前的宇宙時空中，受嚴密的因果法則管制。達文西筆下男性的完美比例體型是此標準的展現，安全落在圓跟方的雙重規限之下，將他區隔於世界其他人之外。

就算相信代禱的人，也很難抗拒厄倫瓦德所提及的這種傳統想法。這種態度眞是錯得離譜，他們通常將祈禱視爲某種上達天聽的能量信號，由上帝擔任衛星傳送器的功能，接收到祈禱的訊息後，再把效果傳給被禱告的人；這種假設跟祈禱與遠距意念的研究沒有任何關係。另外，很多人似乎眞心希望，哪一天這股中介的「微妙能量」能夠被找出來，那麼祈禱的遠距作用就可以得到解釋了。這想像起來也許可能成立，可是現有證據顯示，以能量爲基礎的古老概念還是沒有辦法說明代禱的功用，我們需要新的概念才能加以解釋。

代禱與遠距意念的研究，爲科學與靈性之間的眞誠對話打開了一扇窗。這個對話需要持續進行，尤其是在醫學這個領域。

現代醫學已成爲最缺少靈性養分的行業，醫師跟任何人一樣都有心靈需求，忽略心靈已經讓我們付出了痛苦的代價。醫學不光是身體的科學，如果認爲身體是唯一的研究對象，必定會遺漏某些東西，永遠無法達到至善至美。

已逝法國文化部長暨小說家安德烈．馬侯（André Malraux），曾說二十一世紀若不是全面靈性化的世紀，就是毫無靈性可言。我覺得醫學也是如此；醫學可能會再次靈性化，也可能完全不會——至少不會遵照我們所希望的方式。不過，科學已經對祈禱、同理心跟愛的治療效果進行過眾多研究，可以證明醫學的再靈性化正在進行，我們還是充滿希望的。

譯註

〔註1〕：spooky action at a distance，事實上，愛因斯坦因爲量子遠距離互相糾纏的效果，因此不喜歡量子力學。所以，他在相對論中也曾經用這個說法，來指稱量子糾纏（quantum entanglement）這種鬼魅般的行爲。

〔註2〕：colchicine，一種短期治療「急性痛風」的藥物。

〔註3〕：Bell's theorem，物理學家貝爾（John Stuart Bell）於一九六五提出，貝爾定理顯示一個物理體系如果分裂爲二，在這物理上屬分離的體系間必然仍存在著某種關連性。

〔註4〕：Euclidean space，指運用古希臘數學家歐幾里德幾何學所構成的抽象數學空間。

【第十二章】與愛何干

我不問受傷的人感受如何
我，我自己，已成其中之一。

——惠特曼（*Walt Whitman*），《草葉集》（*Leaves of Grass*）

當愛消失之時

愛對醫療有多重要？只需想想沒有愛的話我們會怎麼樣，就可以一窺究竟。好比醫療倫理學家艾瑞克．科賽爾（Eric Cassell）描寫的這件事情：「一九三〇年代期間，祖母因爲臉上的黑色素瘤去找一位專家。求診之際她問了醫生一個問題，結果他竟打了她一巴掌，說道：『我是醫生，在這裡是我來問問題，我才有資格講話。』」

今日，當然不可能發生如上情形，但不可否認，仍有類似情境。一位八十歲男子經證實患有嚴重心臟病，被安排到這裡來。辦好住院手續後一個鐘頭，嚴肅的心臟病醫師突然衝到候診區，怒不可抑，對病人年邁的妻子說：「你先生這樣叫我怎麼幫他！」他怒氣沖沖大聲咆哮：「他脾氣太硬了，完全不肯配合！」妻子不知如何應對，好不容易才強忍眼淚，開口說：「醫生，我相信那不是他的意思。他人很好，請不要對他有不好的印象。」

多數醫生可能會搖搖頭，說這種情況畢竟少見，我們怎麼可能這樣對待病人？不過在繁忙的工作之下，愛心跟關懷很容易就被忽略，在醫學界也不例外。愛一旦消失，醫院就會變成一個恐怖的地方。底下這一篇標題聳動的文章〈喪失求生意願〉，出自《內科醫學雜誌》，正是一個明顯的例子：

一位獨居的九十三高齡老婦，記憶嚴重衰退，需要有人照顧，縱使她百般不願意，還是被送進精神病院的老人病房。她行動獨立，在病房裡心情開朗，對醫院人員也很慈愛。兩個星期過去了，一切狀況良好。接著她被送到另一家醫院，檢查貧血的情況是否在控制之下，同時進行糞便常規檢查中的潛血反應。檢查的時候，她不肯承認身體不舒服，反而對醫療人員說：「我跟你們一樣健康咧。」但是，身體檢查發現，她的右下腹有一個四公分大的硬塊。

檢查結果發現病患嚴重貧血……必須進行結腸X光檢驗，也要同時輸血。這些檢查跟程序才剛開始，麻煩就發生了。病人忍不住動來動去，老是忘記自己身上插了靜脈注射管。為了不讓她亂動，醫護人員先固定她的胸部，接著手腳也用皮繩綁起來。最後她掙脫束縛，把管子咬成兩截，並跑到大廳，最後醫療人員好不容易才制住她。然後她又被架回病床上，四肢被固定。

經過這次不愉快，她的行爲舉止明顯改變。她看起來沮喪而衰弱，說自己快要死了：「因爲這是上帝的旨意。」隔天早晨醫院改變醫療方式，不再把她綁住，另外聘請了一位看護在旁邊看著，避免讓她亂動。她兒子那天來醫院看她，看到母親的精神狀況，他差點沒氣死。說醫院在謀殺他母親，母親已經喪失繼續活下去的意志了。

住院第三天，醫院要幫她做鋇灌腸，以進行大腸攝影檢查，結果失敗……她接受輸血。第二次胸部X光顯示右上葉奇怪的位置有氣穴現象，是結核病前兆，病人因此被隔離，同時照例進行預防潛在結核病的治療。

她看起來不太像生病的樣子，進食狀況良好，在房間裡行動自如。不過，住院第五天，她自己說：「我快死了。」後來她死後三小時才被發現已經沒有心跳呼吸；醫院緊急爲她施行心肺復甦，可是她還是沒有活過來。

解剖時，發現病人有盲腸癌症狀，可是沒有擴散的證據。病人右上肺葉一小區有硬化現象，微生物檢驗呈陰性，沒有查出任何心臟病徵狀，腦部檢查確定並無閉合、軟化或出血現象。

事後討論這個病例時，參與照料的醫護人員似乎完全沒有覺察到醫院對病人的治療、病人的情緒舉止變化，以及病人的猝死之間有任何潛在的關連。

這份報導的作者是南佛羅里達大學（University of South Florida, Tampa）的醫學博士布魯斯．羅賓森（Bruce E. Robinson）。雖然醫院自認一切處置妥當，可是羅賓森卻認爲醫院的處理方式缺乏關懷。他的結論令人肅然：「這個例子提醒我們，身體跟心靈有密切的關係，千萬不要忘了這一點，否則後果不堪設想。」除非我們爲愛和同理心在醫療上找到一個位置，不然我們會一再遺忘這一點。

同理心，「尤其是指醫師把自己想像成前來求診的病人的能力」，是對別人的情緒與感覺感同身受。若關照九十三歲高齡老婦的醫療團隊具有同理心，他們可能就會問自己：病人要的到底是什麼？她的住院經驗愉快嗎？當時要是多一點憐憫，病人臨終前會不會過得比較安詳，無須受到一再檢查的煎熬？由於醫院員工沒有這個能力，或者沒有這個意願分擔她的感受，他們才會一意孤行，一而再、再而三地逼她進行她不願意接受的醫療內容。

現代醫學通常把愛看成是不必要的裝飾或是奢侈的東西，再不就是當它是一大阻礙，妨礙醫生對病人的理性判斷。這是一大失誤。愛的存在與否攸關生死，輕忽不得。奧克拉荷馬醫學院附屬醫院（Oklahoma Medical School Hospital）的兩位醫師史蒂華德．渥爾夫（Stewart Wolf）與威廉．休茲塔德特（William Schottstaedt）提出強而有力的報告，證實愛被醫學界忽視了。他們藉由新陳代謝的研究，想要證實影響血清膽固醇指數的人際互動因素。研究之中一位四十九歲的男性病人心臟病發多次，他平生生性風流，韻事不斷。在住院期間，「病人顯得很愉快，相當放鬆。研究剛開始幾天，某位他剛認識的女性友人天天來訪，他急於討好她。不過，這位女性友人因故離開鎮上幾天，卻沒有告訴他，病人馬上焦慮起來，血清膽固醇濃度居高不下，一直到她回來看他之後才消除了他心中的疑慮。可是，這次回程路上她碰到另外一個更喜歡的男人，於是她對病人的拜訪一天天減少……最後她告訴他已經打消嫁給他的念頭，再也不會見他了。他極度沮喪，血清膽固醇再度升高，隔天心肌梗塞復發。四天後撒手人寰。」

愛是眞實的嗎？

愛的經驗可以用生物化學來解釋嗎？愛只是大腦的副產品嗎？沒有所謂的「情緒量尺」可以直接用來衡量感覺，但是我們曉得，許多情緒絕對跟身體的反應有關。憤怒、敵意跟焦躁會影響大腦中特定神經傳導物質的波動，也會對血液中的荷爾蒙產生作用。愛與腦部的化學成分有關，像是正腎上腺素、血清素，以及苯乙胺醇（phenylethylamine）等等（有趣的是，最後這項在巧克力裡面也有——據一板一眼的唯物主義者表示，這就是爲什麼我們在情人節的時候送巧克力，希望能得到對方的愛）。

然而，我們越是了解生理跟情緒之間的互動，兩者之間的距離卻又似乎越來越大。正如意識理論學家察姆斯所說的，沒有人知道，腦部的電化學反應爲什麼會引發意識經驗，結果出現像是愛情之類的感覺。當我們看到一定波長的光芒，我們說是紫色，可是我們又怎麼會有看到紫色的感受與經驗呢？當我們面對病患的種種毛病，又怎麼會感覺到愛？爲什麼不像一台可資信賴又不具意識的機器一般，自動處理痔瘡和心臟衰竭等問題？爲何要扯到意識？這又與愛何干？

縱使此類問題昭彰，現代神經科學還是不肯正視，要不就是假定意識、情緒經驗與大腦化學成分都各自獨立，互不相干。用化學成分來指認意識，是否定意識的大好藉口，到頭來化學才是眞實的，而非意識。心理學家拉辛在《心理學的兩難》一書可以代表這個觀點：

> 首屈一指的心理治療師羅倫斯．庫比（Lawrence Kubie）曾經寫道：「雖然我們很難逃過意識這個概念，可是事實上並無這等東西。」
>
> 知名神經生理學家卡爾．賴胥利（Karl Lashley）是這麼說的：「將認知者視爲一個實體，乃無謂的假設。」
>
> 心理學家賀伯（D. O. Hebb）表示：「所謂的意識，我相當敬佩有人假設其存在，但這並非經過驗證的論據，也無法直接觀察。」

不過，越來越多深思熟慮的科學家認爲，許多實際證據可以顯示意識存在。諾貝爾獎得主物理學家溫伯格（Steven Weinberg）就是其中一個，他發表過「萬有理論」，宇宙間你想知道的一切都可從這個理論推演。溫伯格承認，要把意識放到「萬有理論」是有點困難，因為意識似乎不是物理法則可以歸納的。既然難容意識，以物理法則理論為基礎的萬有理論就不能算是完整。最終的理論必須包含額外的基本要素才行。察姆斯表示：「要達到這個目的，我建議將意識經驗認定為根本要素，無法還原為更基本的東西。」察姆斯等人同時提議，將意識看成跟物質、能量一般，賦予其自然界基本要素的地位。這些當代思潮的發展對醫學至關重要：除非我們為意識找到一個位置，否則愛永遠難以在現代醫療模式中容身。

意識可否躋身醫學之列，已經有許多例子實際證明，同時也有很多理論和哲學辯證為我們提供許多正面的證據。過去數十年越來越多的證據顯示，意識和心理意圖不只可以影響身體內部的變化，還對「外在世界」具有影響力。愛可以成為這種變化的推手。

愛與共鳴

共鳴是自然界很常見的現象。普林斯頓工程學異常現象研究實驗室主任詹恩表示：

各種物理體系，不論是機械、電磁體，或是流體力學、量子機械，甚至核子，都有跟相似系統或週遭環境互動感應的能力。例如成對的諧波震盪器，一般的樂器，收音機與電視的電路，分子中的原子組成，都會產生這種「交感」的共鳴，因而產生非常獨特的特質，非單獨存在時可見。

物理體系彼此之間或與環境之間，處於一種「交感」共鳴的狀態，此話怎講？如果把兩個字分開來看，共感（sympathy）一字出自希臘文的sympatheia，意爲「感覺一塊兒」；共鳴（resonance）則自拉丁文的resonantia而來，有「回聲」之意。將兩個字放在一起，「交感」共鳴是指全宇宙是感覺與感受的龐大回音嗎？

華生在《萬物根本》一書中倡議，自然界之中或許有一種普遍的共振廣泛存在，普遍到我們難以想像的程度。照他所說，非生物跟低等有機體——石頭、車子、細菌，可以隨著我們的「情緒指紋」與人類「應和」。據他表示，那是這些東西跟我們長期親密相處之下的結果；一旦物件或低等生物與人類長期相處，「情緒指紋」的作用產生之後，它們會出現驚人的生命形式，導致榮格所謂的同時性現象——這些現象常被我們以「古怪的巧合」一語帶過，但實則充滿意義，超乎預期。

愛具有非局域性

詹恩與華生等人所指的共鳴相當特別，它不受距離限制。詹恩跟團隊成員曾經進行過一項控制實驗，實驗對象有時候與儀器相隔遙遠，橫跨世界兩端，一個在地球這端，一個在地球那端。可是實驗得到的結果卻是一致的：精神作用對儀器的影響不因空間距離的加大而減弱。誠如我們所見，來自全球各地的實驗成果，無不指出意識具有非局域的特性，以及心識在某方面不受時間或空間侷限。

心識進行非局域活動時，愛多半如影隨形，最常見的例子之一就是人類跟寵物之間的遠距共鳴。研究員萊茵（J. B. Rhine）跟莎拉．費勒（Sara Feather）蒐集許多動物回家的故事：寵物居然可以自己認路，長途跋涉找到主人。這些例子不能用「動物具有找路回家的能力」來解釋，因爲動物經常「回到」的是一個從未去過的地方。一隻叫做芭比的柯利牧羊犬就是其中之一，牠跟著主人一家人從俄亥俄州搬到奧勒岡州的新家。這家人遷徙途中行經印第安那州某處，芭比不見了，全家人怎麼找都找不到，只好放棄，繼續往東前進。幾個月後，芭比居然出現在奧勒岡的新家。你可能以爲這是跟芭比長得很像的狗，但並非如此，牠脖子上掛著寫有芭比名字的牌子，身上也有很多芭比的記號跟傷疤。

主人生病的時候，動物會找到主人，我對這類的故事尤其感到著迷。這些例子顯示，不是只有人才會有愛與關懷患者的能力，在其他物種身上也很常見。維妲．阿妲莫莉（Vida Adamoli）在《開車回家的狗》（*The Dog That Drove Home*）一書中提到這麼一個例子：

有個小男孩叫做小修，他養了很多鴿子。有一次他在家裡的花園發現一隻受傷的鴿子，照顧牠直到牠痊癒，給牠戴上編號一六七的腳環。

隔年冬天小修突然生病，緊急被送到三百多公里以外的醫院，進行急救手術。在休養期間，某天夜裡天候惡劣，白雪紛飛，小修聽到窗户上不停發出拍打的聲音。他請護士過來，幫他把窗户打開，一隻鴿子飛進來，停在小修胸前，開心地鼓動牠的雙翅。小修立刻曉得這是他養的鴿子，再一看牠腳上的號碼，果然沒錯。

鴿子以找路回家聞名，可是這隻鴿子並不是回家——牠是循著主人的足跡來到一個牠從未涉足的地方。牠是怎麼辦到的？至今仍是個謎。

若要了解愛的治療功能，不可免地又會再度碰到非局域的概念。雖然非局域這個觀念在現代醫療科學上評價不怎麼高，近幾十年來倒是漸漸被物理學家接受。過去二十年已有精密實驗證實，次原子具有非局域的現象。例如，兩個粒子若接觸過後被分開，其中一個的變化會引發另外一個的跟進，效果立即，程度不相上下。粒子之間分隔的距離並不是問題，從理論上來說，就算把它們放在地球兩端也還是會有這種效果。兩者之間顯然沒有任何能量信號通過，因爲變化在一瞬之間，根本沒有傳遞信號的時間。兩個遙遙相對的粒子表現得彷彿一個個體似的，彼此是分開的，可是卻又是一起的。這說起來好像不太合理，卻是實際發生的現象。

愛的引力

二十世紀初期超心理學正在萌芽，梅耶（F. W. H. Meyers）是這個領域最卓越的學者和研究者之一。遠距溝通多半涉及愛，他深受這個特性吸引。他說：「愛是一種高貴卻又非專門的傳心術，是心靈相互吸引，最單純與最共通的形式。」

愛有黏性，在特定情況下簡直是名副其實的強力膠，將不在一處的人牢牢黏合在一起。在遠距生理感應事件最能體現這種情況。一九六七年神經學家勃特侯德·須瓦茲（Berthold E. Schwarz）密切觀察病人的生活狀況，從觀察到的現象創了「遠距生理感應」一詞，取其「身在遠方」之意。這個用詞相當恰當，因爲縱使兩人距離遙遠，兩邊的行爲反應卻好比是來自同一個身體跟同一個心識似的，相隔兩地卻共有情緒及身體徵兆。當事件發生的時候，兩個人不在同一個地方，根本不知道彼此發生了什麼事情，因此很難用預期跟暗示來解釋。

須瓦茲蒐集了大約三百個遠距生理感應的案例，其中有上百例於過去幾年在大大小小的出版刊物發表過，有些則在醫學期刊中發表，舉幾個例子：

- 一位母親正在給唸大學的女兒寫信時，突然間右手燙得要命，連筆都握不住。不到一個小時，她接到學校電話，說女兒的右手在實驗室意外被硫酸灼傷，當時正是母親感到手燙得不得了的時候。

● 一名男子跟太太去加州柏克萊看一場足球賽。比賽到一半時男子突然站起來，說兒子受傷了，他們得馬上趕回家。到家之後，他們發現孩子的拇指被一顆BB彈射到，必須緊急開刀取出。

● 一個女人突然間彎下腰來，緊抓胸口，彷彿痛不可遏，她說：「妮爾出事了，她受傷了。」兩個鐘頭後警官來了，說妮爾在前往醫院途中身亡；她出了車禍，方向盤的碎片插進她的胸口。

「遠距生理感應」有時候牽涉的還不止兩個人，可能包括許多人、整個家庭，甚至整個社區，這麼大的範圍很難用「純屬巧合」模糊帶過。維吉尼亞大學的研究員史帝文生曾經舉出一個例子：一個女人在夜裡強烈感應到母親病危，她不顧丈夫反對，出發到母親住的地方。當她到達母親住處時，妹妹也因爲有同樣感應而抵達，也是出於衝動非見母親一面不可。結果發現母親眞的病得很重，一心要見她們。

史帝文生還舉了另外一個例子，非局域互動同時發生在紐約州外圍一個農村家庭的八位成員身上。一天早上醒來，大家吃過早餐後分別到農地工作。約十點鐘左右，八個人都體驗到一種奇怪的感覺——劇烈的恐懼感，非常不祥的預感，好似什麼恐怖的事情就要發生。他們以爲自己病了，紛紛停下工作回到家裡去，但是並不曉得其他人也有一樣的感覺。差不多同一個時間，一個家人在密西根遽逝。

遠距生理感應事件不符合「實驗室科學」的標準。它們在生活之中突如其來，無法準備，也不能預料，更無從探究。既然這樣，我們爲何要認眞看待這些事情呢？主要原因有二，首先，這些事情很常見，不是大家好像都經驗過，就是知道曾發生在誰的身上。其二，這些事情在在顯示內在的共有特性：隔著遙遠距離，發生在彼此相愛、情投意合，或互相感同身受的人之間——父母親與小孩、兄弟姊妹（尤其是同卵雙胞胎）、配偶以及情人。

遠距生理感應是意識的非局域表現，驗證愛橫越空間、時間的能力，能將我們結合爲一。由這些事件可見，「聯繫」與「合一」不是說好聽的，更不光是象徵，而是如假包換的事實；顯示出在心識的某個層次，結合才是基本的，而非分離。

雖然我們無法強迫遠距生理感應事件發生，在控制的狀況下加以研究，實驗室裡倒是可以觀察到一些與非常相像的事情。在一連串的實驗中，我們可以將相隔遙遠的人的腦波圖（EEG）拿來測量比較。起初兩邊腦波圖沒有任何關連，但在研究員要求遠距實驗對象對彼此產生一種感同身受的感覺之後，腦波圖往往明顯開始互動，經常還幾乎一模一樣。

不管是叫它情感共鳴、同理心，還是愛，這些遠距生理感應事件嚴重地挑戰了所謂的個體性。毫無疑問，在心靈的某種層面，的確有這樣東西的存在。

愛的宇宙光譜？

宇宙由眾多物種構成，本世紀——或者說有史以來最偉大的發現之一，可能就是這些物種之間存有非局域的連結。我們已經看到，這種連結在次原子微粒、機械力學系統、人類與機器、人類與動物，以及人類與人類之間均已經證實。這種非局域連結出現在人身上時，我們稱之爲愛；發生在遠距次原子微粒間的連結時，該怎麼稱呼才好？我們是不是應該選一個比較安全、超然的辭彙，像是「非局域互聯行爲」，或者索性一咬牙，稱其爲愛的原型？電子物品感受到的愛和同理也許不像人那麼強烈，不過我們也許可以想想，遠距次原子微粒的結合，會不會是一種最原始的同理心——一種原愛，隨著生物體越加複雜而越濃烈，終而以人跟人之間愛與情的完整形式呈現？有沒有一個愛的光譜，可以涵納宇宙間所有系統，自次原子到肉眼可見之物，甚至到人的範圍呢（見表一）？

表一　愛的宇宙光譜（生物複雜度由高到低）

互動體系	互動證據	互動情形
	人類之間的非局域互動——彼此相隔遙遠，並非以感官或能量傳遞訊息。多種控制研究深入遠距／代	愛、同理心、憐憫、關懷、結合；集體意識、宇宙心

人對人	禱及其他種類的遠距精神意圖。研究記錄中的遠距事件計有數百件，無數控制研究對獲取或傳達資訊的各種非局域形式（透視、心電感應）有實際記錄。	識、一體心識（One Mind）；上帝（「上帝爲愛」）、女神、阿拉、道、最高力量
人對動物	涵蓋多種遠距治療意圖的許多研究，曾以高等動物爲「標的」。這些研究大多包含祈禱者或「念力」（bio-PK，意志力）的因素在內。走失的寵物越過漫長哩程回到主人身邊，甚至是到那些牠們從沒去過的地方。	愛、感同身受
人對生物體	許多控制研究均曾探討過祈禱及其他正面、遠距治療意念的遠距影響，以各式「低等生物」——細菌、眞菌、酵母，以及種子、植物和各種細胞爲對象。	愛、推己及人
人對複雜的機器	人類可以影響精密電子儀器設備。三十多年來，在數以百計的實驗室得到的記錄可以證實。人類也可以在精神上遠距地影響隨機事件產生器以及其他電子儀器。普林斯敦工程學異常現象研究實驗室等多機構均有實驗可證明。	跟機器「合一」或「愛上」機器；互相連接；結合

人對簡單機器	人類可與擺動中的鐘擺、機械性的設備，及其他相對簡單裝置遠距互動，並影響其表現——經普林斯敦工程學異常現象研究實驗室等研究證實。	與機器「結合」、「愛上」機器的感覺；互相連接；結合
複雜生理儀器／系統	根據廣爲接受的物理原則：將兩個諧波振盪器放在一起、彈奏各種不同樂器，或將兩台接收廣播的收音機或兩台電視擺在一起，均會產生互動及共鳴。一般說來，這種與相似系統或環境互動、共振的現象，可見於多數物理體系，不論是器械、電磁體、流體力學、量子力學或核子體系。	交感共鳴、和諧共鳴
次原子微粒	電子之類的次原子微粒，一經接觸，不論被隔得多遠都會同時產生一致的變化。貝爾定理及艾斯別克實驗[註1]等多項發展，均已證實量子力學層次有非局域性的可能。	非局域互相關連的行爲；原型或初始的愛？

愛的龐大課題

愛有助醫療，能減輕病人的疼痛跟困苦，有時候還可以爲病人的生理進展或復原鋪路。因爲這些印象，醫療服務也就經常傾向於「使愛發揮作用」。不過硬是強調愛的實際作用也會產生問題，讓愛的更大課題因此隱而不見——在我看來，相較於這些課題，究竟愛能否被「用來」減輕疼痛、治好心臟病或癌症，或者彌補關係，都不算什麼。

愛最大的好處，在於它讓我們知道自己是誰。愛拆去個體孤立的假象，藉由創造集體、統一的意識，把個人包含進去，但並不抹滅個人——這就是諾貝爾獎得主物理學家薛丁格所謂的「一體心識」。透過愛，我們看到人類意識在某個層次上是非局域的，不受特定空間限制，例如腦部或軀體，也不受特定時間的侷限，所以意識並不只存在於當下。因此，愛表現出我們在某種程度上是無垠的、永恆的、不朽的，而且是一體的，藉此揭示我們隱藏的身分。正如至今在國際間地位最崇高的神祕主義者魯伊斯布魯克（Jan van Ruysbroeck, 1293-1381）所言：「當愛帶領我們超越一切……我們在平靜中領受到『不可思議的光』，這道光芒環繞我們，穿透我們。這若不是無垠的冥想和永恆的直覺，還會是什麼？」

不過，愛也並非沒有危險；我們會不停面臨「迷失在愛之中」的風險——喪失個人立場，自我消散於無形，彷彿眞的隱入無垠之中。若要保持個體平衡，非得時時謹記愛的矛盾之處：愛不僅超越我們的個體性，同時也會強化我們的個體性。唯有透過有限才能領會無限。誠如英國詩人威廉．布雷克（William Blake）所述，「永恆，就是愛上了時間的創造物。」因此，愛灌注我們一種存在的感覺，用英國作家艾芙琳．安德希爾（Evelyn Underhill）在《奧祕神學》（*Mysticism*）的話來說，就是「偉大得足以成神，親密得安於自己」。榮格則這麼表示：

> 人面臨這個關鍵問題：究竟我們是否與無窮有關？……然而，唯有我們受限於極限，才有可能獲得無垠的感覺……唯有我們意識到自己狹隘地囿於自體中，才能和潛意識的無限產生聯繫。在此自覺之下，我們既是有限又是永恆的；既是此又是彼。了解我們在個人的組合體當中是獨特的——即最終是有限的——我們就有能力意識到無垠。但僅止於此！……獨特性跟局限性是一體兩面，沒有它們，無限的概念就不可能存在。

正如禪學所說的，見山不是山，所有科學報告跟反思永遠不能眞正捕捉愛的身影。我們越是深入探索，愛就越顯神祕不已。榮格對這一點的了解比任何人都更精闢，我就用他的話來作結：

> 在我所有的臨床經驗以及個人的生活中，我都一再面對愛的神祕。對於愛，我始終解釋不出它究竟爲何……我可以說的很有限……再怎麼說，也描繪不出全部的意涵。片

面的描述總是過猶不及，因爲只有完整才有意義！愛是「凡事包容」、「凡事忍耐」（〈哥林多前書13:7〉）。該說的這幾句話都說盡了，再多便是多餘。

譯註

〔註1〕：Aspect experiment，法國物理學家艾斯別克（Alain Aspect）於一九八二年時經由實驗發現，在特定的情況下，次原子的粒子們（例如電子）同時向相反方向發射後，在運動時能夠互通信息。

【第十三章】創造力與宇宙湯〔註一〕

我十七歲那年犯下生平第一樁罪行——三更半夜闖進高中校長辦公室偷考試成績。三位同夥加上我沒有一個被抓到，可是，事實上，我付出了慘痛的代價。

當時德州所有中學陷在一股智力測驗狂熱之中，要不是因爲這一場狂熱，我也不會闖進校長辦公室。那是一個晴朗的春日，所有學生都得進行這個漫長的測試。老師說，考試的目的是要「看看你們有多聰明」。可是爲什麼需要知道我們有多聰明，老師倒是沒有解釋。十七歲的我，典型的年少輕狂，很有把握可以得到高分。不過，因爲測驗成績保密，所以我並不知道自己眞正得到多少分。有一天晚上，我們四個就從一扇沒有上鎖的窗戶闖進校長辦公室，翻出他的檔案，最後看到我們的智力分數。

那是我這輩子最大的錯：成績完全不如我預料的高！這件事帶給我很大的打擊。原來我在班上名列前茅，不是因爲我比較聰明，而是因爲我比較用功。看到自己的智商分數之後，我落入絕望的深淵，老是懷疑自己的能力，覺得自己不如人。更糟的是我無計可施，因爲老師說過「一個人的智力永遠不會改變」，出生就註定了的，這輩子永無翻身的機會。

從此之後我對智商測驗產生不可抹滅的反感，我對自己發誓，再也不要接受這類測驗。不過，這些年下來，我的學術成就斐然，我開始猜想，當初高中的智商測驗分數會不會是錯的？最後，好奇心戰勝了我。

我在醫學院的最後一年，有一位朋友要做心理學的畢業報告，有一部分跟智商測驗有關，要請我幫忙。我告訴她有一個條件——我要先喝醉才做測驗。這樣我才有這個膽子，如果成績不理想，也才有藉口說是喝醉了腦筋不清楚。後來我發現測驗挺有趣的。當朋友告訴我成績時，我當場嚇住，我的智商比起高中時高出將近四十分。我莫名其妙地變聰明了！我不曉得該對新成績歡呼，還是要對舊成績生氣。

腦袋眞的有必要嗎？

智商測驗不再像以前一樣被認爲絕對可信，原因之一是諾貝爾物理獎得主理查．費曼（Richard Feynman）之類的人物輩出。他的ＩＱ一二二並不出眾，在物理學家之間算是低的，可是竟然成爲二十世紀科學界最偉大的、最具創意的天才之一，眞是讓大家跌破眼鏡。

有些科學家從生物學的角度來解釋智商，才會有所謂的智力測驗出現。可是智商跟腦部結構眞的有關係嗎？智商對你在專業上的表現又有多大影響？據稱愛因斯坦曾經這樣表示：「發明的祕密，是要把點子藏好。」所以腦袋靈不靈光不是那麼重要囉？多數神經科學家不相信愛因斯坦的說法，在他死後繼續研究，企圖從他的大腦裡面找出什麼不同的東西。組織學者甚至從愛因斯坦的腦部取樣，希望可以找到他生理結構上的奧祕，看看到底是什麼讓他有這麼過人的原創力。但最後除了幾個模稜兩可的發現，愛因斯坦的腦部研究並沒有顯著的突破。

在〈腦袋眞的有必要嗎？〉（Is Your Brain Really Necessary?）這篇標題聳人聽聞的文章中，英國神經學家約翰．羅勃（John Lorber）就質疑：人類要有正常的心理活動，一定要有完好無缺的大腦皮質嗎？羅勃研究上百位腦積水患者，爲他們做腦部斷層掃描，結果發現他們的腦部明顯積存大量腦脊液，嚴重擠壓腦組織。羅勃發現，這些人雖然腦部有這種病理現象，智商卻相當正常，甚至還高出正常。人類的大腦皮質通常有四點五公分厚，含一百五十到兩百億個神經細胞。羅勃研究的患者之中，有一位是大學數學系學生，他之前的醫師認爲他的頭部逐漸變大，所以被轉介到羅勃這裡來。這位學生的腦部斷層顯示他的大腦皮質只有一公釐厚，只有一般人的百分之二。雖然只有這麼薄薄一層腦部組織，他的智商卻有一二六之高。而且他不只聰明，跟他人也有良好的互動。

社會科學家法蘭克．薩洛威（Frank J. Sulloway）在《天生反骨——家庭內的演化戰爭》（*Born to Rebel: Birth Order, Family Dynamics, and Creative Lives*）一書中指出：「達爾文自己也這麼說過，在科學界，最聰明的人不見得會有最重要的發明。」「有些人智商很高，很聰明，所以成了科學家。可是他們能有多少成就，跟ＩＱ的關連很有限……智商一三〇的科學家跟智商一八〇的科學家，要贏得諾貝爾獎的機率一樣高。」那個決定我的命運的夜晚，區區三個數字讓我以為自己是多麼糟糕，當時我要是知道達爾文這句話，我的信心也不會遭到這麼大的打擊了。

情緒與療癒智商

還好，近幾年來ＩＱ不再那麼受到重視，也不再是智慧的絕對標竿。舉例而言，科學作家丹尼爾・高曼（Daniel Goleman）在令人稱道的《ＥＱ》（*Emotional Intelligence*）一書就主張，要看一個人的智能，若只重ＩＱ，實在太狹隘；高曼認為情緒智商（ＥＱ）更扮演著不可或缺的角色，這一詞涵蓋了自我覺醒、利他、個人動機、同理心，及愛人與被愛的能力，包括對朋友、配偶、夥伴以及家人。擁有高情緒智商的人在專業上成功的機率比較高，也比較能夠建立持久、有意義的關係。ＥＱ並非生來就固定不變，隨著年紀的增長都可以不斷培養。心理學家霍華德・嘉納（Howard Gardner）的《開啓多元新智能》（*Multiple Intelligences*）一書也有類似觀點，他認為傳統的智慧觀點以ＩＱ為基礎，強調語言跟邏輯能力的重要性，以致學生都被誤導了，只曉得發展這方面的能力。

看病的時候，病人比較在乎的是，醫生是不是真正關心他們，這不就表示他們比較看重情緒智商嗎？他們希望可以從醫生那裡感受到一定的同理，希望醫生會愛護病人，替病人著想，並真心關懷病人。

我們醫生經常認爲病人想太多了。行醫最主要的目的就是能針對特定問題對症下藥，所以智商很重要，這樣才有能力診斷複雜的病例或設計精密的治療方法。可是光靠智商並不夠，醫師的治療靈感有時候與理性完全無關，夢境、幻象、直覺及預感也不容忽視。

多數醫療專業人員都或多或少受一種既定觀念所苦，認爲智慧跟情緒互相對立，感同身受、關懷他人以及愛等等感受，會阻礙客觀判斷。醫學院校也抱持這種態度，在篩選學生時，並不重視EQ。醫學院一直以來都用學生在大學的化學、物理、生物、數學得分來篩選，而這些正是與智商相關的成就。很多醫學院學生非但根本不知道情緒智商是什麼東西，甚至還對相當不屑。我在第二章〈療癒師是怎麼了？〉提過，學校極盡能事啃蝕年輕醫生的熱忱，學生的情緒智商也被消耗得一乾二淨。就好像理性跟情感勢不兩立，水火不容，醫學院只得選邊站。理性跟感性之戰跟多數戰役一樣，起因都是因爲誤解過深。理性與感性並不是對立的，因爲最棒的治療人員必須兩者皆備，既有頭腦又有心——同時擁有高度發展的智慧，又有成熟的情緒。

我並不是要大家拋棄智慧跟IQ，面對任何問題一味情感用事，只用感性來應對。偏向感性的極端跟偏向理性極端一樣愚蠢。醫師要發揮醫療的能力，必須在理性跟本能之間找到立足點。所以，「療癒智商」（healing intelligence）需要理性與本能的協調，以及智慧與感覺的平衡。不過，要達到平衡，首先得要肯定心識不屬於理性、純粹直覺的那一面，這也正是現有健康醫療需要努力的。

我想要先提出一個疑問，藉此打開一些思考空間：我們對創造力和智商究竟有多少了解？想一想這個問題，也許會有不同的想法。當初我要是去探索這個提問所延伸的領域，也就不用去偷IQ成績了。

智障天才

身兼作家及教育學家的喬瑟夫．皮爾斯（Joseph Chilton Pearce）相信，人的創意來自他所謂的宇宙湯，這也就是所謂的集體意識、宇宙心識、上帝意識、宇宙意識等等。皮爾斯的宇宙湯包含所有形塑新觀點的元素，他認為所有的原創突破跟發明，通常必須在精神上深入這個大鍋，把創作需要的養分舀取出來，才有可能進行。

宇宙湯只是假設的想法，我們要如何證明它的存在呢？觀察所謂的智障天才（savant）來證明宇宙湯的存在，也許是一個方法。智障天才擁有的知識不是透過經驗或遺傳獲得的，也不可能自行產生。智障天才這個字在法文是「博學之士」的意思，過去用來形容心理殘缺或社會能力不足的人，不過這些人往往具有驚人的創造力跟直覺，在數學、藝術或音樂等領域深具過人之處，這就是所謂的「學者症候群」（savant syndrome）。這種現象在幾年前因為「雨人」（Rain Man）一片而開始受到注目。

智障天才的能力多半被認爲是小聰明，沒有實際價值，可是這個看法不見得正確。二次大戰期間，英國政府聘雇兩位數學智障天才，這兩個人從來不曾出錯，簡直跟電腦沒有兩樣。

心理學家大衛・方斯坦（David Feinstein）提出，過去一個世紀之內起碼有一百個具有過人心理能力的智障天才。達洛德・崔佛特（Darold Treffert）在《非凡之人》（*Extraordinary People*）一書中提到一位奇人，他所能說出的詞彙頂多五十八個，卻可以正確說出美國境內住有五千人口以上的城和鎮，美國前兩千大飯店的名字、住房數、飯店地點，每一州任何一個城市鄉鎮距離附近最大城有多遠，三千座山跟河川的數據，以及兩千多樣創作品的發明日期跟具體內容。

皮爾斯在《進化的終點》（*Evolution's End*）一書提出好幾個奇人表現優異的例子，其中有一位數學智障天才只需看西洋棋棋盤一眼，棋盤上共有六十四個方格，問他如果在第一格放一粒米，接著每一格都放加倍的米，到最後一格會有幾粒米？過了四十五秒鐘他說出正確答案，數目超過太陽的總原子數。

一位盲眼音樂智障天才，「曲式複雜的音樂才聽過一遍，就可以在鋼琴上彈出那首曲子，完美無誤，音韻及曲中夾雜的情緒都可以一一重現。」

喬治跟喬爾斯是一對同卵雙胞胎，以「曆法智障天才」聞名。他們沒有辦法照顧自己，自七歲開始就被收容。若問他們一萬年後復活節會落在哪一天，他們不只答出復活節當天的日期，還可以說出那天的潮汐時辰。一七五二年歐洲曆法從儒略舊曆（Julian calendar）改成格勒哥里新曆（Gregorian calendar）〔註2〕，若問發生於曆法修改以前的事件，這對小兄弟也可以腦袋一轉，馬上用不同的曆法回答。隨便選一天，他們可以說出那是哪個星期的哪一天，過去或未來四萬年內都沒有問題。給他們你的生日，他們就可以告訴你在哪幾年你的生日會落在星期四那天。除了歷法的能力之外，他們也喜歡找出二十位數的質數，這是在智障天才身上也少見的能力。但是除了這些驚人能力之外，他們卻無法處理最簡單的加法。如果問他們怎麼知道一七五二年之後用的是不一樣的曆法，他們恐怕會被這種抽象的問題給弄迷糊，因爲他們根本不知道「曆法」是什麼意思。皮爾斯表示：

智障天才沒有受過訓練，也訓練不來，他們沒有受過教育，也教不來……沒有幾個會讀、會寫……可是明顯都對某特定知識領域有卓越的能力，但他們完全沒有機會透過其他管道取得這些知識……問問數學智障天才怎麼知道答案，他們會笑一笑，很高興我們對他們折服，可是他們並不知其所以然，也不曉得怎麼自己會知道……即使不經預習就可以演奏出音樂，這些人完全沒有閱讀能力，對音樂符號卻展現分毫不差的音感反應。

智障天才是一個難解的謎。「至今多數的智障天才例子均顯示出，他們沒有取得相關資料的能力，這些資料也不太可能得自任何來源。可是他們回答的時候看起來卻悠然自得、隨心所欲，好像答案說來就來似的，這是智障天才最讓我們費解的地方。」

智障天才怎麼會有這種能力？一般還是用至今仍無從理解的基因特點來解釋。如果科學提出的也是沒有什麼眞正價值的假設，非這個莫屬。科學家說智障天才的能力得自基因，可是沒有人知道基因到底如何賦予他們特有的個別能力。所以，皮爾斯推斷，智障天才所獲取的資訊具有非局域性——來自看不到的資料場（information fields），供智障天才（或任何人）進入，獲取所需資訊。

早期成長中的經驗也許有助於探入這個宇宙湯。喬治跟查爾斯小的時候，母親常給他們玩一個萬年曆，那是一個小小的銅製玩意，上面有很多大小不一的齒輪柱狀體。當其中一個柱狀體轉動時，其他全都會跟著動，直到連成一直線，便可以從中得出橫跨過去及未來的日期。這個玩具令雙胞胎瞠目結舌，一玩再玩。皮爾斯相信，這對雙胞胎雖然不知道這個玩具的道理，可是這個玩具可能「有刺激作用，啓動了某個對應的『曆法場』，就好比媽媽講的話會引發嬰兒的反應一樣」。智障天才的低智商也許正是一項優勢，讓他們心無旁騖，排除任何無關的外來刺激，降低資訊場的雜訊，加強接受「通過的訊息」。如皮爾斯所說的：

智障天才跟宇宙湯之間暢通無礙，不過，通常只包含其中一類，我們一般人可以接觸的種類則接近無限……樣樣都通就不可能只精通一樣……幾乎可以確定，智障天才無法發展多元智慧，所以才能直接接觸單一智慧。他們不會分心，能專心一致向下挖掘。其潛力無須跟任何事情配合，來得原始純粹——同時又狹窄得不得了。智障天才缺乏個人的智性智慧，可見他們所觸及的場域本身就是智慧，以及智慧的確是兼容並蓄的集合體，而且在某個層次，獨立於我們之外，是「非局域性的」意識能量。

奇才

系統理論學家拉胥羅曾假設資訊場的存在，作用跟皮爾斯所提出的宇宙湯相同。他在《環環相扣的宇宙》（*Interconnected Universe*）一書寫道，「我們提出這個可能：極富創造力者，他們的心識自發、直接地與資訊場有所互動，雖然他們本身也許不見得感覺得到。」狀況對的話，這個人可能會深入此場域，分享前人與來者的集體理解。集眾之力得到的知識也能靠一己之力得到，反之亦然。拉胥羅表示：「稱莫札特、米開朗基羅，或是莎士比亞等人……天賦異秉，其成就為『天才之作』，這不是在說明他們的能力，而是給他們一個標籤而已。」他認為有些創造行為，尤其是突如其來、渾然天成的，並非某位天才自發、無法解釋的神來一筆，而是兩個或更多心識互動合作，所產生出來的一個想法或模式。

人類的發展歷史悠久，已經培養出非尋常狀態的醒覺，像是推動創造過程的沈思冥想。拉胥羅相信，這些方法有助於我們接近非局域、集體的智慧之源。在高度創意萌生的時刻，他表示：「意識幾乎總是會被傳送到另一種層次，是一種深刻的專注，到達某種出神忘我的狀態。在少數例子之中，這種『啓靈狀態』是人爲造成的，藉藥物、音樂、自我催眠等等之助。不過，多數啓靈狀態是自行降臨在『有福之人』的身上。」柯立芝（Samuel Taylor Coleridge）描述過，他是在抽了鴉片的麻醉狀態下寫出著名的〈忽必烈汗〉（Kubla Khan）一詩；米爾頓（Milton）說他的《失樂園》（*Paradise Lost*）是繆思唱給他聽的一首「偶然的頌歌」。用藥物刺激創造力時，縱使感覺好似與「天地萬物」產生了非局域連結，藥效過後卻看不到什麼成績。這種藉化學物品轉換心識所產生的「藝術」，最後往往流落到垃圾筒——在愛因斯坦口中，垃圾桶倒是科學家創意的最佳工具。

與無限結合

在所有靈性傳統中的聖者與神秘修行者，以及許多具有高度創造力的人身上，經常可以看到一種想要併入更大之物的衝動，像是神祇、女神、阿拉、婆羅門、宇宙、一體等等。作家約翰・布睿格（John Briggs）的傑作《煉金爐之火》（*Fire in the Crucible*）探討創造力的來源：「對於有創意的天才，自古以來都認爲他們能夠開啓宇宙與個體之間的認同，讓個體與龐大的非個體，及部分與全體之間有所聯繫。這種聯繫出現在創意過程的所有層面，並決定出創意的意象。創意天才是以許多模式與意義來追尋一種整體，一種個人與宇宙化的認同。」

小說家康拉德（Joseph Conrad）也有過這種經驗，自己跟大我之間產生了一種聯繫。他說這種聯繫是「與宇宙萬物出現一股夥伴般的潛在感覺，一種微妙卻又牢不可破的團結一致，將無數寂寞心靈結合在一塊」。畫家蒙德里安（Piet Mondrian）也提過這種藝術家與更廣大之物交流的現象，他說：「從藝術可見，只有當宇宙與個體達成了一種眞正的水平後，才會得到放諸四海皆準的表現。」畫家保羅．克利（Paul Klee）也認爲大體透過小我發聲，並說藝術家的「地位謙卑」，「他們只是一個管道。」心理學家弗洛姆（Erich Fromm）在著作《創造力及其培養》（*Creativity and Its Cultivation*）中支持克利的看法。對弗洛姆而言，創造者必須「捨棄自我，別把自己當成一物，而是需要開始體驗創造過程中的自己；矛盾的是，若能在過程中體驗自己，也就喪失了自己。超越個體的藩籬，覺得『我是』的當下，創作者也同時覺得『我即是你』，與整個世界合爲一體」。

創作者跟創作的工具也經常會產生非局域連結。據鋼琴大師洛林．侯蘭德（Lorin Hollander）描述：「三歲以前，我大部分的時間全都花在鍵盤上。我會站在鋼琴前面，把手放在琴鍵上面，用手敲打琴鍵。我小心翼翼地選擇我的音調，因爲我曉得只要彈某個音，我就會變成那個音。」我有一次問侯蘭德對「阿瑪迪斯」（Amadeus）這部電影的看法，他的回答是：「那不是莫札特。」我問他這話怎麼說。「因爲當我彈奏莫札特，我就變成莫札特。」

演奏家羅莎琳・杜蕾克（Rosalyn Tureck）是頭一個受邀指揮紐約愛樂交響樂團的女性。《科學人雜誌》曾報導過，在她創造生涯中的幾個特定時刻下，她的心識似乎是某種更大力量的一部分：

十七歲生日前不久，有一天她在彈奏巴哈平均律第一冊的A小調賦格曲，彈奏之時完全忘了自身的存在。她看到巴哈的音樂以一種全新的格式展現，這麼新的架構，沒有新奇的鋼琴技巧是辦不到的。過了幾天她上鋼琴課的時候，把這個技巧用在這首賦格的四行譜上。老師非常驚訝她的技巧突破，認爲她的琴藝精湛，但是，這怎麼可能？「我只知道，」杜蕾克說：「我穿過一道小小的門，進入一個龐大、充滿綠意生機的宇宙。對我而言，要再從那道門回到以前我所熟識的世界，才眞是不可能。」

如果意識是非局域、無邊無際的，那麼它就可以穿越時間跟空間，無限延展，跟所有心識聯繫，不論過去、現在或未來。意識無法限定在一定的範圍裡，也不會與其他心識隔離。可是如果眞的是這樣，那我們要怎麼定義新點子的來源呢？新的點子是來自現在這個人，還是來自過去或未來，某個跟這個人有非局域連結的人？

知名物理學家巴隆・佛瑞德瑞希（Baron Carl Friedrich von Weizäcker）的文字裡面，或許有助於我們理解像杜蕾克那樣的經驗：

偉大的科學發現，是在看似混亂與誤解的理論中，辨識出隱藏其中的單純與基本原理。這種科學發現經常被說是一種靈感、特殊的恩典，它要來就來，彷彿答案來自於「另一個權威」，研究者自己毫不費力。這種體驗往往讓人既困擾又快樂：「不是我，我沒有做到。」可是，某方面來說又是我——不是意志的我，而是一個更全面的我。）

夢與創造力

我們在〈擁抱搗蛋鬼〉一章已經看到，愛因斯坦和法拉第等偉大科學家跨足傳統邏輯之外，以尋求靈感來源。科學啓示多以夢的形式降臨；我們認爲局部性的自我受限於此地此刻，但在夢中，穿越時間、空間的非局域經驗才是主控者，不存人、地或時等障礙。人在夢裡不會受矛盾、荒謬或是理性束縛。寇斯勒相信，夢跟食物、水一般可貴。在《創造行爲》一書當中，他稱夢爲「幫助心靈新陳代謝的重要養分」……自古以來夢就是精神生活的來源之一，沒有了夢，我們可能會變成了無生氣的機器人。而且，要不是有這麼多具有創造力的人對夢汲汲探求，恐怕這個世界既無科學，也無藝術。

縫紉機的發明人埃里亞斯．哈維（Elias Howe）爲了完成這個機器努力多年，卻一直沒有結果，縫紉機針的部分讓他很頭痛。有天晚上他夢到自己被野蠻人抓去，他們毫不留情地將他拖到國王面前。國王對著哈維下了最後通牒：二十四小時內，如果造不出縫紉的機器，他就得死在矛下。哈維痛苦掙扎，無計可施。最後時間到了，他眼見心狠手辣的野人朝他走來，矛舉起，正要向自己胸口刺下去，這時候哈維看到野人的矛尖端處有一個眼睛形狀的洞。哈維馬上醒過來，了解到縫紉機針的洞得設計在底端，之前他一再嚐試想要把洞擺在上面或中間，原來是行不通的。他立刻衝到工作室，銼了一根大小適中的針，並在針的尖端鑿了一個洞，再將針裝到機器上。於是，縫紉機就問世了。

研究睡眠與夢境的羅勃特．凡戴卡索在其巨著《夢的心識》中提出許多例子，科學家做夢時，心識會輕觸非局域場，有時得出令人驚奇的結果。二十世紀的數學家拉馬努江（Srinivasa Ramanujan）原本只是一名在南印度工作的辦事員，但他在數學上的洞見，連劍橋的學者都很佩服。拉馬努江在數學發明上似乎享有一項很大的優勢：神祕良師前來他的夢境造訪。他提過印度教女神會在他的夢裡出現，揭示數學公式，他一醒來馬上就可證實這些公式，這個情況在他的一生中屢見不鮮。

聖彼得堡的化學教授迪米崔．門得列夫（Dmitri Mendeleyev）一八六九年做了一個改變世界的夢。有一天晚上，他想要把化學元素按照各自的原子重量歸類，還沒完成他就去睡了。他說：

「我在夢裡看到一個表，所有元素都各自歸到該有的位置上。醒來我馬上把它們記在一張紙上，後來這個表上只有一個元素的位置要更改。」這就是後來的元素週期表。這個夢也讓門得列夫預測另外三個新元素的存在及其屬性，這三個元素在接下來十五年眞的一一被發現。

第七章提到過的凱谷爾恐怕是做夢的科學家裡面最有名的一個。凱谷爾在夢裡看到一隻蛇口裡含著自己的尾巴，他一覺醒來後開始下工夫，研究夢中的形象代表什麼意思，結果推出苯是由六個碳原子組成的環狀結構，有機化學從此改觀。一八九〇年凱谷爾在一次化學會議上演講，結束前以自己的發明過程爲榮，並提供在座同仁這樣的建議：「讓我們學著做夢吧，各位先生。我們或許會因此發現眞理。」

胰島素的發現是現代醫學研究的傳奇，它的發現也跟夢有關。加拿大內科醫生弗瑞德瑞克．班廷（Frederick Banting）有段時間在研究糖尿病。一天晚上他自夢中醒來，寫下這幾句話：「把狗的胰腺導管綁緊，等幾個禮拜讓腺體皺縮之後剪掉，洗一洗，將沈澱物濾掉。」他遵循這個程序，發現了胰島素荷爾蒙，對數百萬糖尿病患貢獻良多。班廷也因此被封爲爵士（knighted）——說來好笑，他這個爵位得自夜間（night/nocturnal）的啓示，你說巧不巧？

懷疑論者之說

看著這麼多科學家在夢境獲示的例子，你大概以爲研究人員會就此尊崇夢的地位，甚至還會盡量培養夢。這正是凱谷爾的建議。可是，有些科學家被問到對這個著名發現的看法，話鋒馬上轉到凱谷爾的發明過程「對科學家不利」，因爲科學家「要的是鐵錚錚的事實」，「而不是幻想做夢」。

批評者大多指出，我們提到這麼多科學家夢到科學解答，其實是他們的無意識中早就有答案了。他們的解決方法基本上已經成形，只不過答案碰巧出現在做夢的時候。不過，這無法解釋關鍵知識究竟打哪來的這個首要問題，因爲有些夢裡面的重要資訊根本沒有任何前兆可循。

一八九三年的一天晚上，賓州大學亞述語（Assyrian）教授赫曼．西爾普瑞特（Herman V. Hilprecht）正在辨認兩塊瑪瑙上刻印的文字，他認爲這兩塊瑪瑙是從巴比倫人的指環上掉下來的。在尼普爾（Nippur）的貝爾神殿遺跡發現許多類似的碎片。西爾普瑞特暫時將其中一塊歸到卡司提（Casstie）時期，另外那塊跟其他無從歸類的碎片放到一起，可是他並不是很滿意這個結果。據凡戴卡索所說，那天晚上西爾普瑞特做了這樣一個夢：

一位尼普爾前基督教牧師，又高又瘦，年約四十，一襲阿爸（abba）〔註3〕長老裝便服，領著我來到神殿東南邊的寶物間。他跟我一塊進入一個小小的房間。天花板很低，沒有窗戶，裡頭有一個很大的木頭櫃子，地上到處遍佈瑪瑙跟琉璃碎片。他走進來之後對我說：「你在第二十二頁跟第二十六頁發佈的兩塊碎片，其實本來是同一塊瑪瑙，它們的來歷如下：庫里加祖國王（King Kurigalzu，約西元前一三〇〇年）曾經將瑪瑙跟青金石獻給貝爾神殿，其中有一個圓柱形瑪瑙，上面刻了字。一段時間之後我們突然接到一個命令，必須替尼尼伯（Ninib）神像做一對瑪瑙耳環。爲了執行命令，我們別無他法，只得將這個御賜圓柱形瑪瑙切成三塊，做成三個環，每一塊各含原題字的一部分。其中兩個就作爲神像的耳環，你困擾不已的那兩塊碎片也就是從這兩個神像耳環來的。若將兩塊接起來，你就可以證實我所言不假。第三個環你沒有挖到，也永遠不會找到。」說完牧師就消失了。

西爾普瑞特說明接著發生什麼事情：「我馬上醒過來，告訴太太這個夢，免得我忘記。隔天星期天早上，我依照指示重新檢查這些碎片。眞是太不可思議了，我用各種方法反覆驗證，一再證實夢中那位牧師所說的話。那塊御賜圓柱形瑪瑙上寫的是：『贈貝爾神殿之子，尼尼伯神，主上，貝爾教皇庫里加祖誠心奉獻。』」

凡戴卡索問道：「西爾普瑞特怎麼會曉得，這塊碎片是庫里加祖獻給尼尼伯神的同一塊瑪瑙，後來被牧師拿來做成一對耳環的呢？他的夢境正確無誤，爲什麼？或許其中涉及了通靈或『超感覺』的成分；又或者是他藉由邏輯跟聯想推理，將潛意識裡的資料片段組合在一起。如果西爾普瑞特眞有這麼高段的推理技巧，恐怕連福爾摩斯也要自歎弗如了。」

場與原型

場是肉眼看不到的作用區域，無法直接觀察，可是因爲效果明顯，讓我們可以推測世界上有場的存在。例如，我們看不到磁場，可是因爲鐵屑以一定方式自行陳列，由此曉得磁場的存在。

當今科學界紛紛提出意識場的說法，並認爲它可能影響意識甚或心識的非局域行徑。英國生物學家雪德瑞克提出「形態場」（morphic fields）一詞，它「影響生物朝向特定的模式」。心理學家大衛．方斯坦從雪德瑞克的型態場衍生出「神話場」（mythic fields），在新的瞭解模式出現與重複運用之後，神話場的理論得以成形。史丹福神經生理學家艾瑞恩．舒曼（Erin M. Schuman）與麥迪遜（D. V. Madison）以量子爲基礎，提出腦部有「神經元場」（neural fields），爲其「神經元傳導理論」的一部分。根據此概念，資訊可以跳過相連兩個神經元的突觸，從一神經元傳達到旁邊的神經元。

神經學家班哲明．利貝特（Benjamin Libet）則提出所謂的「精神場」（mental field），「由腦部活動產生，但在生理上與腦部活動有區別。」麻醉學者史都亞特．哈莫洛夫（Stuart Hameroff）認爲，微管組織是很小的腦結構，量子場可能就是在微管組織裡面作用；透過量子的活動，心識跟大腦得以接連。史丹福材料科學家威廉．提勒（William Tiller）提出，量子眞空促發類似場的微妙能量，這種能量如果沒有影響到生命的機制，不會被看見，也無從察知。普林斯頓研究人員羅伯特．詹恩（Robert Jahn）與布蘭達．敦妮（Brenda Dunne）與同僚提出資料場的說法，它居中發佈與接受各種心理的非局域現象。這些假設全都或多或少接受非局域現象的存在，這個現象可能發生在現實世界，也可能發生在腦部之內。

精神分析學家史坦尼斯拉夫．葛羅夫（Stanislav Grof）讓病人服用迷幻藥ＬＳＤ（lysergic acid diethylamide）或採用強迫呼吸技術，意識狀態有所改變。葛羅夫藉此研究提出「宇宙心識」的概念，在《意識革命》（*The Holotropic Mind*）中寫道：

同樣文化教養或同屬一族的人民，並不受該文化或種族的原型所限，這方面的發現相當值得注意。舉例而言，從我們的研究可見，住在城市的美國中產階級白人，會對班圖人（Bantu）的性感之神及戰神——波里尼西亞的毛伊神（Polynesian Maui）與雷神（Shango）等傳奇英雄產生有意義的接觸。多年來我在很多場合也親眼目睹，歐洲女人跟美國女人化身印度教女神卡莉（Kali）……相反地，在日本和印度的工作坊，我們看到許多生長在這些傳統裡的參加者，對基督有強烈認同。

尤其有趣的是，在很多情況下，這些人先前對特定的神話人物根本一無所知，可是他們不只可以正確無誤地感受到祂們，甚至可以具體畫出這些形象，與古時候的描述絲毫不差。

非局域資訊來源的影響遍及全世界，這個概念是心理學家榮格發展出來的。榮格用原型來稱呼心靈的恆久形態。他看待原型本質跟起源的角度一直在改變，早期的看法比較傳統，偏向以基因爲基礎：他認爲原型自全人類共有的無限、龐大無意識過程發展而來，並隨著人類共同創造的歷史進程，從累積的經驗顯露而出。一九六一年去世前不久，他曾在一封信中寫道：

關於原型的眞相，我們可能要放棄用空間跟時間的角度來思考。說不定靈魂是未經伸展的強度，而不是在時間中移動的個體。你可以假設，靈性是從最小的逐漸延展成無限的強度，一旦靈性的強度超過了光速，就會剝奪了個體的現實。我們的腦也許就是轉變之處，無限強度的靈性在腦部調整成爲可知覺的頻率與延展。但是靈性本身並無時間與空間的疆界。

原型作用似乎也發生在動物身上。方斯坦指出，將老鷹模型高舉在剛孵出來的小雞頭上，小雞會蹲伏下來，發出受驚的叫聲。就算小雞歷經十代都沒看過老鷹，牠的後代還是一樣會畏縮。英國鳥類學家大衛・萊克（David Lack）一九三九年在的加拉巴哥群島（Galapagos Island）做了一個實驗，這個島上沒有大型鳥類。萊克將三十隻雀科鳴鳥養在島上，然後把牠們送到加州同事那裡去。就算牠們與祖先幾千年來從未見過任何肉食性鳥類，但是當肉食性鳥類接近時，牠們還是一樣會全身蜷縮並發出害怕的叫聲。

動物的本能是這種行爲的普遍解釋，同樣地，這種說法也只是一種標籤，並不具有解釋作用。如果非局域場——不論是原型場、形態場，還是神話場——會影響鳥類行爲，人類的行爲是不是也一樣會受到場的影響？

心理學家麥可．康佛提（Michael Conforti）很能認同他的個案約翰，一名西西里（Sicilian）後裔。康佛提對約翰的族譜很感興趣，因爲他的家族來自西西里和拿波里。治療初期約翰向康佛提抱怨，說他以前的分析師似乎從來就不能了解他的西西里脾氣，以及他看待世界跟做生意的方法，只診斷他爲過度偏執。約翰之前的治療師是盎格魯薩克遜人，他曉得彼此之間存在很大的文化隔閡，所以他決定換一個治療師試試看。康佛提發現約翰「並不偏執，不過是西西里血液在作祟！」康佛提的理論鎖定在原型場的作用上。他認爲要了解約翰，就得了解西西里靈魂，以及西西里的原型場。西西里是一個小島，與大陸分離，所以孕育出特殊的島嶼性格。還有一點很重要，西西里人曾經目睹家園受不同國家入侵，外來強權幾次極盡能事地剝削當地，因此他們迅速學到陰謀詭計的藝術，爲求生存，也培養出對外人善猜疑、多譏諷的本事。路易吉．巴茲尼（Luigi Barzini）在《義大利人》（*The Italians*）一書中也提到康佛提所說的「西西里場」，他的描述非常貼切：「西西里人最大的能耐……不同於今日企業組織下的無名小卒，他們身承祖先以小博大的血統，傾小族之力對抗全世界……甚至不把死看在眼裡……捍衛獨有的純粹西西里理想。」

創造過程三階段

十九世紀期間的科學家相信，若將一個事件抽絲剝繭，逐一檢驗，終能理解其中道理。他們把這種簡化法分析的概念延伸到創造跟發明的過程上。十九世紀偉大物理學家赫曼．赫爾姆霍茲（Hermann von Helmholtz），是最積極分析創作過程的領導者之一。赫爾姆霍茲將創造過程劃分成三個階段，第一個階段他稱之爲滲透（saturation），此時創造者完全沉浸在他關心的議題內，藉閱讀、請教他人、研究等方式大量蒐集資料。接下來是蟄伏（incubation），暫時將工作擺到一邊，之前所有的分析努力也先中斷一段時間；但這個階段並非無所事事，因爲第一個階段蒐集到的資料，理論上會自行在無意識心識中進行處理。最後是第三個階段，啓迪（illumination），可能是瞬間的突破，或者是驚嘆的一句：「我發現了！」到了這個階段你得到最後的答案，可是通常很難用邏輯追溯出如何做出結論的。啓迪階段過後，剩下的只是一些試驗跟證實發現結果的瑣碎工作。

赫爾姆霍茲說到了重點，極度具有創造力的夢，的確比較容易發生在準備好的人身上。羅洛．梅（Rollo May）在《創造的勇氣》（*The Courage to Create*）一書中提出他的觀察，「創見不是從天上掉下來的，它伴隨一定軌跡而來，其中一個必要成分即是我們的努力。」努力、教育，加上訓練，爲創造力的種子提供發芽生長的土壤。

夢境加上準備，兩者相互助長的例子不勝枚舉。雕刻師威廉・布雷克（William Blake）技巧純熟，他經過好幾次試驗，想要找到更便宜的方法來雕刻詩作的插圖，可是一直找不出來。有一次弟弟出現在他的夢裡面，對他展示銅板雕刻法，結果他醒來後立即採用，證實可行。偉大的作曲家身上也有類似的事情，他們平日勤於準備，使得自己更具感受力。貝多芬一首卡農的旋律，就是出現在他睡覺的時候。塔爾蒂尼（*Giuseppe Tartini*）在睡夢中聽到「魔鬼」在彈奏旋律優美至極的小提琴奏鳴曲，醒來後盡量把聽到的抄下來。華格納（Wagner）透露，《崔斯坦與依索德》（*Tristan und Isolde*）這齣歌劇是從夢中得來的。

生理學家奧圖・洛伊（Otto Loewi）經歷過有史以來最長的蟄伏，他初入行就提過神經衝動是藉著化學物質而得以傳遞的假設，可是老是設計不出可資證實的實驗，後來乾脆把這個直覺給拋諸腦後。十七年後他夢到驗證這個概念的做法，醒來後馬上振筆疾書作下筆記，然後又回去睡覺。早晨起來時洛伊完全看不懂自己的手跡，簡直嚇壞了。「他的夢很大方，」歷史學家羅勃特・摩斯（Robert Moss）在《有意識的夢》（*Conscious Dreaming*）一書中寫道，「洛伊隔天再次夢到這個實驗。這次不能再馬虎了，半夜三點他馬上衝到實驗室去，按照夢中指示，用青蛙心臟作實驗。洛伊這個受到夢境指引的實驗，發展出神經科學的重要理論，後來因此獲得諾貝爾獎的殊榮。」

赫爾姆霍茲的三階段理論已經成了創意過程的傳奇理論之一，他的論點最大膽之處，在於心識的理性跟分析那一面需要無意識思考過程的輔助。

不過，赫爾姆霍茲的理論指出須先經過生理感官獲取突破所必須的資料，再藉由大腦進行處理，這完全是一個局域性模式。他的理論雖然頗有助益，不過卻也有一個問題：前面我們提過的奇人，他們的資訊與觀念取得並非建立在過去的經驗、記憶，或是以前獲得的資訊之上，赫爾姆霍茲的理論無法解釋這些資訊的來源。

赫爾姆霍茲怎麼不將非局域精神作用納入其理論架構呢？對他跟他的同僚來說，這個可能性是想都想不到的。在一八〇〇年，科學家極度崇尚古典物理法則，量子跟相對論的發展都是後來的事，當時非局域事件根本還沒被發現。如果非局域事件不存在於物理學中，它們又怎麼能夠存在於心識？當然，赫爾姆霍茲生在那個時代，他再怎麼樣也不能容忍資訊具有非局域性。他寫道，「想法不經可知的感官途徑，自一個人身上傳送到另一個人那裡……顯然，絕無可能。」

創造力與心理疾病

長久以來，擁有創造力並不見得是一件好事。我們傾向將各種創造動力與瘋狂連在一起，更極端的還說是大腦化學物質病變，神經內分泌失調，或是基因的關係。肯塔基醫學中心（University of Kentucky Medical Center）的精神科醫師亞諾・路得維克（Arnold Ludwig），也是《成名的代價：消除創造力及精神錯亂的爭議》（*The Price of Greatness: Resolving the Creativity and Madness Controversy*）一書作者，他發現傑出詩人、音樂演奏者跟小說作家之中，約有三分之一從青少年時代開始，就有心理問題的煩惱；到成年比例升高到四分之三。科學界的精神疾病案例雖然比藝術界少很多，可是知名科學家到了老年，自殺率也有明顯陡升的現象。

神經錯亂跟創造力有關的例子不勝枚舉。梵谷說過：「我的腦袋顯然有某種錯亂。」杜斯妥也夫斯基患有癲癇，他筆下的故事人物，起碼有四個角色有癲癇的問題。

就算是具有創造力的人覺得他們探觸到了超越宇宙的更高現實，這種現象也經常被解釋爲腦中化學物質變化所致。勞瑞遜大學（Laurentian University）的研究人員普辛納（M. A. Persinger）與庫克（C. M. Cook）稱這種感覺爲「體驗到了存在」——基本上是對全能主宰的感知。他們聲稱這個感覺產生自腦部右側，也可以透過人工製造。在實驗室中，他們使實驗對象的腦部置於電磁場之中，要他們感覺到有「神祕之物出現」時就按鈕。實驗對象並不知道電磁場何時作用，但結果神祕之物出現（按下按鈕時）跟磁場開始的時間呈正相關，這比例高於或然率。此類結果讓某些人做出結論：宗教跟靈性經驗都是以大腦爲基礎出發的。

在加州大學聖地牙哥分校的大腦與認知中心，拉瑪錢德朗（V. S. Ramachandran）曾經研究過患有癲癇、腦部機能障礙及頭部受過傷的病人，企圖從他們身上找出心識與腦部的關連。他和工作人員對患有顳葉癲癇者進行試驗，發現人類大腦顳葉的神經組織會影響到我們對神祕或靈性經驗的反應。顳葉癲癇患者經常對宗教議題呈現高度執迷，當他們發作時，與宇宙或神界融合的感覺可能會排山倒海而來。拉瑪錢德朗表示：「由於顳葉中某種作用，強化他們對宗教辭彙與形象的反應。也許有些選擇性的情緒提升，促成這種宗教經驗。」不過他也警告大家，他的發現「並不證明」大腦機制已經發展成對宗教有所反應。

具神祕與靈性天賦者，或者具備所謂的「宗教想像力」者，長久以來都被懷疑患有癲癇之類的腦部疾病。十二門徒之中的路克與保羅都提到了這點，保羅受自己所說的「肉中刺」所苦，傑出的聖經評註者將之歸爲偏頭痛或是癲癇。相似疾病在各宗教中均可見，克里佛德．皮寇佛（Clifford Pickover）就在《奇異的腦與天才》（*Strange Brains and Genius*）提過，穆罕默德頭一次看見上帝時，「他覺得壓迫、喘不過氣來，好似呼吸給人從胸部擠出來一樣。後來他聽到一個聲音在呼喚他的名字，可是當他轉身要尋找聲音來源，卻一個人也沒有。當地的基督教徒、猶太人跟異教阿拉伯人都說他瘋了。傳說穆罕默德生來腦部就有積水現象，從小經常昏倒。」（皮寇佛對這些傳奇心存懷疑：「那個時代他們哪知道什麼叫做腦部積水。」）發作之前，癲癇患者通常有末日降臨的感覺，皮寇佛主張這可以解釋「穆罕默德、摩西、聖保羅等人面對宗教顯靈時，不會歡天喜地或是欣喜若狂，而是籠罩在恐懼的感覺之中」。皮寇佛進一步推測，西元前一千三百年，摩西從燃燒的灌木叢中聽到上帝的聲音，當時他肯定嚇壞了，不然他爲什麼要把臉遮住？

除此之外，神經學家也將宗教狂熱（hyperreligiosity）跟顳葉癲癇連在一起。梵谷身上曾經出現過這種疾病的主要症狀，他曾說：「我常常感到一股很迫切的需要——應該這麼說嗎？是一種對宗教的需要，於是我半夜外出畫星星。」伊芙．拉潘蘭蒂（Eve LaPlante）在《被攫取》（*Seized*）一書舉出其他證據，證明梵谷的宗教狂熱，包括他慣於衣衫襤褸，鼓吹基督教義的同時還自我懲罰，看到基督復活的神奇意象，以及動不動就陷入暴怒等等。

調查顯示，大部分美國人信仰上帝，也親身經驗過非局域跟無垠的感覺。這樣說起來，我們多數人是不是都有輕微的顳葉癲癇，或是基因不良呢？

書寫狂熱（hypergraphia）——不停寫或不停畫，也是顳葉癲癇的症狀之一。若將宗教狂熱跟書寫狂熱結合在一起，大約可得出許多具高度創造力的作家、藝術家的模樣——靈性敏銳，創作迅速，數量又可觀。

百餘年來，科學家一直想將宗教意識劃歸爲大腦的異常活動。心理學家威廉．詹姆斯覺得應該要仗義執言一番，他在一九〇二年的經典著作《宗教經驗之種種》（*The Varieties of Religious Experience*）中寫道：

> 醫學唯物論的假設：即使聖保羅不是眞的患有癲癇症，他也的確一度有類似癲癇的

症狀。……依據心理學的一般假設，所有的心理狀態，不論是高是低，健全或病態，沒有一個不是依賴生理過程的。……以主張宗教心態有其生理原因來駁斥較高的精神價值，是非常偏頗而不合邏輯的。果眞如此，我們的思考、感覺，甚至科學主張，甚或我們的「不信」，也都不能保有揭示眞理的價值了，因爲這一切都毫無例外地源於個人當時的生理狀態。

創造力之謎

創造力也常被拿來跟躁鬱症作比較，躁鬱症是一種基因性疾病，病人會在憂鬱跟亢奮之間擺盪。成就斐然的作家跟藝術家，自殺比率爲一般人的十八倍，患有憂鬱症的比例則爲一般人的十倍，患躁鬱症爲一般人的十到二十倍。在狂躁期間，他們的創意尤其敏銳、創造力高昂、情緒誇張、思緒源源不絕、言辭大膽、勇於冒險、對後果全無懼意。他們可以長時工作無須睡眠，同時還能極度專注。有些躁鬱症患者跟顳葉癲癇患者一樣會停止用藥，因爲覺得藥物縮減他們的情緒及感知廣度。爲了創作，他們願意付出高昂的代價。

部分權威人士質疑，躁鬱症跟高度藝術創造力之間的關連是捕風捉影。路得維克聲稱，精神有異的創作者原本就傾向進入藝術領域，而不涉獵其他領域，例如商界或科學界，因爲這些領域需要理性、毅力以及冷靜；反觀藝術，則需要跳脫理性、浮誇，以及強烈的個人風格。精神疾病可能讓人覺得自己是局外人，而藝術能夠接受人對隔離的渴望，容忍的限度大過其他領域。

若我們認眞看待這些科學發現，可能會認爲創意衝動全都源自大腦。其實，上述所有的研究，沒有一個與創造力具有非局域性的看法有所衝突——與遠方的心靈共享思緒，置身各式精神場，深入充滿智慧的宇宙湯，以及自智慧的更高源頭汲取創見等等。如果認爲創造力完全來自大腦，這樣的科學稱不上好的科學，因爲這個觀點迫使我們放棄支持非局域心識的諸多證據，例如透過控制研究，檢視代禱在人類、植物跟動物身上的作用，遠距視像的實驗，研究能影響電子設備的非局域能力，以及資訊的預知等等。要將創意與大腦畫上等號，也許最大的問題，在於科學史上從沒有人能證實大腦能產生思考或創意。

另外，把大腦比喻爲意識的傳送器，而非意識的產生器，會比較有幫助。早先提過，詹姆斯自己也用過這個比喻，這個說法對很多研究意識的人來說，仍深具吸引力。最關鍵的觀點在於，雖然有許多研究顯示大腦足以影響意識的內容，可是並沒有任何資料可以證明大腦實際上產生意識。就跟電視一樣，我們切換電視頻道的時候，螢幕上顯現的影像會跟著改變，可是這些影像並不是電視創造出來的。癲癇或神經內分泌異常，都會影響到我們的精神意象、思考及情緒，不過就算大腦能影響心識，依然不足以證明大腦產生心識。

重訪ＩＱ

這趟深入創造力的傳奇及理論的旅程無疑是要強調我的重點：腦部並不是創造力的來源，ＩＱ也不能完全解釋創造力和智能的高低。

知道自己的ＩＱ高低究竟是不是好事？我經常自問，要是時間可以倒轉，我會不會再闖進校長辦公室，去偷我的ＩＱ成績？縱使行竊得到的結果讓我很難過，若重新來過，我大概還是會這麼做。知道自己的ＩＱ不行，反倒讓我更加注意心識與大腦的關係，看看兩者有何共通與互異之處。我發現自己不夠聰明，這的確讓我聰明很多；雖然諷刺，卻是不可爭的事實。

「要是大腦單純到我們可以輕易了解，那我們也會過於單純到無力理解。」生物學家艾瑪遜．波（Emerson Pugh）說道。同理可證，如果創造力簡單到我們可以輕易了解，我們也可能會非常缺乏創造力，以至於無法了解。

我有一個感覺，創造力的謎還會持續一段很長的時間。

譯註

〔註1〕：cosmic soup，作者借用教學家喬瑟夫．皮爾斯（Joseph Chilton Pearce）的說法，以這個詞彙來代表人的

創意來源。這個概念與所謂的集體意識、宇宙心識、上帝意識、宇宙意識等等；系統理論學家拉胥羅則是用「資訊場」來表示同樣的概念。文中會再詳細提到。

〔註2〕：儒略舊曆平均每年日數爲365.25，較準確回歸年365.2422相差0.0078日，即每一百年會有0.78日偏差。到西元十六世紀，偏差已經累積至十多天。天主教教皇格勒哥里十三世（Gregory XIII）根據天文學家建議，從原有曆法中減去十天，並執行數項改革，稱爲格勒哥里新曆。

〔註3〕：abba，《聖經》中耶穌對上帝的尊稱，也是敘利亞和科普特教會中對教長的尊稱。

【第十四章】不朽

人類面臨這個關鍵問題：究竟我們是否與無窮有關？這是畢生的大問。

——榮格，《榮格自傳：回憶・夢・省思》

時至今日，有很多情況顯示，靈性關懷有助於美國另類療法（Complementary and Alternative Medicine, CAM，也稱整合醫學）基礎的建立。一九八八年一項全國調查發現：「接受另類健康醫療的人比較可能會有轉型經驗，改變他們看待世界的方法……他們體驗到：擴大疾病治療的範圍，從靈性和生命意義的角度出發，有一定的重要性……運用另類醫療者的價值觀較為寬廣，對文化的看法也比較開放，傾向於用全面、靈性的角度看待生命。」

很多醫療專業人員認為，大家會接受另類療法，不過是因為他們相信它有效，而不是因為心理或靈性的動機。但是，多項研究結果顯示，心理、靈性因素會強烈影響治療方法的選擇。只是，長久以來醫學人員普遍認為，涉及精神跟宗教方面的問題求助牧師、神職人員或是祭司就好，而非護士或內外科醫師，即使是輔助及另類醫學的專業人員也是這樣想的。不過這個看法已大有改變，至今有超過一千六百項相關研究，證實人們從宗教和精神信仰找到希望與意義，並影響到我們的健康狀況，作用甚鉅。

歷史上各大宗教最大的特點就是強調來世；相信不朽在歷史上也一直讓我們更加堅強，為我們的存在賦予意義。可是，縱使靈性意義對健康的影響已經漸受重視，不朽在健康醫療圈子裡仍是大家避而不談的話題。

不朽：「人類之實」？

不朽（immortality）已被談了又談，早已不新鮮，長久以來無數作家、思想家對這個議題均有過創見，不朽因此成為人類心靈的一個暗號。人類的思想與情感在這個題目上，顯露出極戲劇化的兩極。談到不朽，其他對天堂、地獄及鬼神的想像就為之失色了。在我們對不朽的看法背後，一方面隱藏著愛、關懷跟寬恕，另一方面則是憎恨、報復、懲罰，以及互相折磨的傾向。

詩人大衛．懷特（David Whyte）提到近代語言常見的「巴爾幹化」——語言死板的分類，就跟巴爾幹半島上各小國彼此掐著對方咽喉不放一般。懷特說道：「因為這樣才有各式各樣的專用語，像是基督教基本教派、政治行話、工作用詞，還有新世紀運動等等。這些用語全都一樣有害，因為它們一點都不客觀……你看到的不再是這個人，前面多半要再加上『不正常』、『酗酒的』、『窮苦的』等等。不朽的相關辭彙也同樣有巴爾幹化的現象，你看到的不再是『不死』，每一種說法背後一定有某個宗教或某門哲學的影子。結果，關於不朽眞正的對話不再，只剩下各說各話的門戶之見。」

我浸淫於有關不朽的文獻多時，發現自己相當茫然，對於多數神學家普遍的傲慢、篤定跟狹隘也深感厭煩——還有，沒錯，科學家也讓我反感。最糟糕的一點是，這兩個族群都有一個普遍傾向，忽視近來人類心靈具有非局域特質的實驗證明。這很令人遺憾，因爲這些證明足以平息不朽的爭議。若想要尋求意識永恆與不朽的經驗依據，這裡有豐富的寶藏，人類歷史上早有許多先知曾見過不朽的意識。

科學界的反應

不朽表示心識超越身體，延伸於身體之外。有些科學家認爲這個觀念太危險了，必須不計代價加以消滅。一位卓越的生物學家曾經對威廉·詹姆斯說道：「就算眞的是這樣，科學家還是應該聯合起來抑制這個想法。如果這個想法變成公認的法則，自然的一致性將會被摧毀，科學家們也無法繼續研究下去。」從中我們得知，科學家全都捲入一場共謀之中，爲保科學大業而刻意粉飾太平，明明看到跡象了卻一逕掩飾。

不清楚科學運作模式的門外漢可能很難相信，科學家竟會出於偏執而拒絕某個觀念。不過，就意識延伸形態這個概念，科學家的盲目再明顯不過。當初物理學家哈爾·普特霍夫（Hal Puthoff）跟羅素·塔格（Russell Targ）所著的《心之所及》（*Mind-Reach*）被當作箭靶，就是最好的證明。一九七〇年代普特霍夫跟塔格在國際史丹福研究院（Stanford Research International）做遠距影像調查，參與研究者試圖不靠任何身體感官，獲取遠處的資訊。有好幾位知名科學家致信國際研究處，言辭激烈地希望他們開除普特霍夫跟塔格。如果真的被掃地出門的話，他們的職業生涯也就完蛋了。還好「思想警察」沒有在這個事情上大作文章，普特霍夫跟塔格的研究結果最終發表於聲譽卓著的《電子與電機工程師學會會議記錄》上。

唯物主義者爲什麼心懷敵意？道理很簡單。心識若眞超乎大腦，現代科學裡面最珍貴的一些概念不就全都錯了？哲學家科林·麥克可林（Colin McGrinn）如此說明這個問題：

我們所謂的「心識」，事實上是由無數的次能力所構成的，每一種次能力都有賴大腦功能而發生作用。神經學的現象讓我們不得不相信……心識的一切，從負責感覺、動作的神經末梢到自我的內在感受，都是大腦控制的；腦部若缺乏某些化學物質，或是本身受到損傷，心識也很容易支離破碎……心識的某些部分若有賴腦部某些部分而存在，那麼心識的整體亦是依存於腦。因此，靈魂與腦共生死，也就是說，終有死亡的一天。

小說家寇斯勒（Arthur Koestler）對意識延伸性的科學證據非常認眞，並說「要是我們受制於唯物主義哲學，如英國心理學家伯特爵士的嘲諷：大腦的化學物質『製造意識，好比肝臟製造膽汁一般』，那麼不朽終究是無望的。」

瀕死與出竅經驗

過去三十年來瀕死經驗（near-death experiences, NDEs）一域的研究方興未艾，這對靈魂存續的爭議是無比的鼓舞（不朽跟殘存〔survival〕並不相同。不朽是指意識不受時間限制面向永恆存在，殘存則是身體死去以後還繼續存在一段時間。不過，在本文中我將交替使用這兩個辭彙）。瀕臨死亡之際，人們通常會有脫離身體的經驗。不過，就算在健康的正常人身上，這種感覺也時常出現。據調查，約有百分之十的人一生中有過一次以上的出竅經驗。某些報導指出，這些人在出竅的過程中會獲得一些資訊，顯然是「待在體內」的時候不可能得到的。

康乃狄克大學（University of Connecticut）的心理學榮退教授肯尼斯．林恩（Kenneth Ring）以及研究瀕死經驗的人員艾弗琳．瓦拉利諾（Evelyn Elsaesser Valarino）曾經提過這樣一個例子，故事主角是一位移民工人瑪莉亞，她第一次拜訪西雅圖的朋友時心臟病發，被緊急送到港景醫院（Harborview Hospital）的心臟加護病房。幾天後她出現心跳遽停的現象，後來被救活。

隔天社工人員克拉克被請來照料瑪莉亞。瑪莉亞告訴克拉克，當她被施以復甦術時，可以從天花板上往下看到自己的身體，看到醫療人員在做什麼。克拉克聽說過瀕死經驗，不過一直都對其嗤之以鼻，但她還是假裝能了解瑪莉亞不可思議的故事。瑪莉亞說她不只瞬間竄到天花板的高度，甚至一下子就到了醫院外面，她在醫院北側三樓窗臺看到一個東西的時候分心了一下。她告訴克拉克，她「感覺自己在很高的地方」，當她「來到高處後」，發現自己正盯著窗臺上的一隻網球鞋看。瑪莉亞的描述鉅細靡遺，包括那鞋子小趾的地方破了個洞，一條鞋帶塞在鞋底下等等。最終，瑪莉亞還懇求克拉克去找那隻鞋，她想要確定自己看到的是真的。

克拉克相當猶豫，拿不定主意究竟該不該去。要是她真的找到了怎麼辦？林恩在《穿透生死迷思》（*Lessons from the Light*）一書中舉出這個案例，「我自己去過港景醫院，我可以告訴你這棟建築北面又窄又長，三樓只有五面窗戶。克拉克走了上去，剛開始沒有看到什麼鞋子。她一路走到那層樓最中間的窗戶，就是這裡，窗臺上有一隻網球鞋，樣子跟位置就跟瑪莉亞說的一模一樣。」

「真的這麼巧？」林恩繼續表示：「一個移民工人第一次造訪大城市，心臟病發，當天晚上被緊急送到醫院，當她心跳驟停時，剛好產生『幻覺』，看到一隻掉在窗臺上的網球鞋，非但鞋子的特徵看得一清二楚，而且鞋子所在的樓面比她住的那個房間還要高。這個或然率會有多高？我想，只有頑固的懷疑論者會多說幾句，一般人的反應大概會是：『不可能！』

林恩跟同事瑪德連．勞倫斯（Madelaine Lawrence）調查過三個曾有瀕死經驗的案例，其中至少都有一個證人可以證實病人的出竅知覺。

另外一個例子是發生在米爾妮身上，一九八五年她在康乃狄克州的醫院擔任護士。有天一位女士跟米爾妮談天，她最近才剛被救活過來，也經歷了出竅的經驗。

她告訴我，她跟自己的身體分開，看到醫療人員在對她急救，過了一下子她感覺自己被往上拉，穿過醫院好幾層。接著她發現自己在屋頂上方，後來才曉得自己往下看到的原來是醫院。醫院的輪廓襯托在天際之間，她對這幅有趣的景象甚爲驚異，突然眼角餘光瞥見一個紅色的東西，結果是一隻鞋子……

我對一個多疑的病患講述這件事情，他相當不以爲然地走開。不過，這個人後來請工友帶他到屋頂去過了。那天稍晚我看到他的時候，他手上持著一隻紅鞋，不由得開始相信這個說法！

爲什麼鞋子會一再出現在瀕死經驗裡頭呢？這多少有點諷刺，因爲鞋子象徵我們跟土地以及存在之物質面的接觸，而出竅經驗卻是指向無形及無垠。或許鞋子的意象是無意識的努力，要盡量讓我們在出竅經驗之後，還能站穩在這個世界上。

唯物主義爲什麼說服不了我們？

唯物主義者說對了嗎？瀕死的經驗是因腦部氧氣不足，造成功能失常？葛里芬在《超心理學、哲學與靈性》中仔細分析，「這個說法……有很多問題。多數出竅經驗不是在這種情況下產生的。」這點很重要，很多有過出竅經驗的人都沒有罹患任何疾病。他們的經驗出現在正常生活中，不是在醫院裡，也不是在加護病房之內。

有些懷疑論者則說，出竅經驗意象不是因爲氧氣不足，而是二氧化碳過多（高碳酸血症〔hypercarbia〕）。葛里芬也對這種意見有所回應。

> 的確有實驗發現，二氧化碳過高可能產生與出竅經驗相似的經驗，特別是在他們出神的階段，例如刺眼光線、出神，或是過去的記憶席捲而來。可是，同樣地，大部分的出竅經驗，甚至包括看到清晰的超自然意象，都不是發生在二氧化碳過高的情況下；從這點來看，這個理論很難成立……二氧化碳過高也會產生很多跟出竅經驗一點都不像的經驗，像是「彩色玻璃窗效應」的扭曲現象、會動的幻像（例如跳動的音符）、看到兩或三個或以上不等的複像，以及感到恐懼。

出竅經驗既然是發生在住院病人身上，唯物主義者索性說是藥物的關係。葛里芬再次強調：「多數出竅經驗，就算是最接近死亡的出竅經驗，多半發生在根本沒有用藥的人身上。再說，出竅經驗中所看到的，跟藥物導致幻覺看到的奇怪意象並不一樣，後者在當時或至少事後回想，自己都覺得不眞實；可是經歷出竅經驗者不管是發生時還是事後回想，都認爲是眞實的。」

還有一個「解釋」很常見，說出竅經驗有如癲癇，可能是顳葉發病的結果。對此葛里芬說道：「出竅經驗跟癲癇是有一點關係，有些出竅經驗會有生命回顧的現象……可是，光是因爲生命回顧就說出竅經驗與癲癇無異，這個說法又有問題了。顳葉機能失常可能造成記憶再現，然而再現的通常是沒有特殊意義的單一事件，而不是從小到大所有意義重大的事情，一次排山倒海而來。而且，這些神經學上的幻覺多半與味覺或嗅覺有關，以及四周環境看起來扭曲了，還會有強迫思想的體驗，這種種情況並不出現在出竅經驗裡。」

另有一個廣爲人知的說法，說出竅經驗是腦內啡釋入血液中所致，所以才會在事情發生的時候感到愉快，完全不會感覺疼痛。葛里芬表示：「不過注射腦內啡會讓人昏昏欲睡，跟出竅經驗的高度警覺性又不一樣。另外，氨基酸解除疼痛的時間從二十二小時到七十三小時不等，而出竅經驗者……據稱疼痛迅速回來，重回身軀的那一刹那就可以感覺到。」

英國心理學家蘇珊・布萊克莫（Susan J. Blackmore），相信瀕死經驗跟出竅經驗是腦部新陳代謝失調的結果。出竅經驗中會有穿越隧道的經驗，這個現象廣為人知，她特別鎖定在這個大家都曉得的經驗上來談。在一篇題為「印度的瀕死經驗：他們也有隧道」的報告中，她提出隧道經驗普遍存在的事實正是腦部異常的證明。不過，葛里芬又說了，「就算有她跟其他幾個人的研究顯示，約有百分之三十八的瀕死經驗者有隧道經驗……可是，隧道經驗的生理解釋再怎麼完備，還是很難為出竅經驗本身提供說明。而剩餘另外百分之六十二沒有隧道經驗的出竅經驗者，我們又要怎麼說明？」

瀕死經驗跟出竅經驗近幾年引發大眾豐富的想像力，在暢銷書排行榜上迭創佳績。很多人相信，這些經驗為來世提供了最佳證據。然而意識在身體死後繼續存續，更是超乎瀕死經驗與出竅經驗，對經驗過的人來說意義非凡。這些經驗不過冰山一角，我個人認為還有其他許多證據，足以顯示意識超越身體侷限，不受空間、時間疆界侷限，而且是無垠的。葛里芬很精彩地處理了這個謎樣的拼圖，我非常敬佩。死後是否還有延續？我同意葛里芬的結論：「這個死後延續的問題不可能用絕對證據來談：相信死後有生命，這既不能證明是眞，也不能證明有誤。相反地，這個問題應該採取最有可能的理論，也就是柏拉圖所說的『最可能的解釋』。不過……有很多的證據顯示，死後仍有生命。」

醫師的反抗

普遍說來，醫師大多同意心識等於大腦的這個唯物假設；心臟病學家麥可．薩鮑姆（Michael Sabom）已經注意到這點。

薩鮑姆在《回顧鬼門關》（*Recollections of Death*）一書提到，他自己當初閱讀精神科醫師雷蒙．慕迪具前瞻性的《往生之生》（*Life after Life*）裡描述的瀕死經驗，還覺得「荒謬」，認為讀起來好像虛構的小說似的。他跟多數同僚一樣，認定死了就什麼都沒了。不過，薩鮑姆問一些有過瀕死經驗的病人，有沒有體驗到穆迪描述的那種狀況——穿過隧道朝向光明，喜悅無法言喻；一生在一瞬之間重演，彷彿被啓迪了一般；從瀕死經驗回復之後倍感寧謐，決心過更有意義的生活？他發現百分之二十七的人都有過這樣的經驗。

醫師理查．布萊赫（Richard S. Blacher）在《美國醫學聯盟期刊》寫了一篇評論，貶低瀕死經驗為「死亡的幻想」，並警告醫師不要「拿宗教信仰當科學數據」。薩鮑姆當時還對從病人那裡聽來的經驗印象深刻，他寫了一篇文章辯駁布萊赫，現有科學與醫學並不能完整解釋瀕死經驗的現象，並敦請大家小心，避免將科學信仰與科學數據混為一談。布萊赫反辯：「薩鮑姆醫師指責我不該把這些現象稱為『幻想』。『幻想』這個字眼是把這些現象定位於病患的心理狀態之中……如果不定位於心理狀態之中，那就是指有某種東西（靈魂？）離開了身體，飄浮在手術台之上。如果我無法接受靈魂在急診室中遊蕩的說法，我應該不需要爲我的科學信仰道歉吧。」

不管布萊赫怎麼說，都無法抹滅全美有一成民眾有過出竅經驗的事實——總人數高達兩千五百萬之多。就算布萊赫說得沒錯，這些經驗只是幻想……就算是幻想，其發生頻率之高，光是爲了心理健康的理由，就值得我們加以關注。

內在神性

神學家坎伯非常擁護每個人天生都具有神性這樣的看法。他指出，這個學說基本上放諸四海皆準，包括基督教義也這麼認爲。據坎柏觀察，基督徒相信「天堂出自內心」。坎伯問道：「天堂裡有誰？上帝。所以天堂若在我心，上帝也在我心！」上帝（女神、阿拉、道——隨你選）存於我心的普遍概念，跟不朽其實是有關的——因爲如果存於內心的上帝是不朽的，那就某種程度來說，我們也是不朽的。

「內在神性」是通往不朽的捷徑——也許太短、太容易了，有些神學家說它是種「廉價的恩典」，其他神學家則認爲內在神性的概念褻瀆了上帝。不過西方傑出學者大力擁護這個概念，像是曾以量子波方程式贏得諾貝爾獎的物理學家薛丁格，他並不贊同西方在神學上將「內在神性」視爲異端的傾向：

在基督教的術語中，說「因此，我即爲萬能之神」，聽起來不僅褻瀆神明，可能還會被當成是瘋子。不過，先別管這句話有無言外之意……也就是人的自我等於無所不在、無所不知的自我……這在印度思想裡遠非褻瀆，而是呈現了最深洞見的眞諦。吠陀哲學（Vedanta）的學者學會用嘴唇說出這個最宏偉的思想之後，他們所努力的目標是在心中也眞正加以吸收……這個思想可以濃縮成一句話：我已成神。

布朗頓（Paul Brunton）是一位靈性追尋者，花了好幾年的時間待在亞洲，著作等身，去世後才廣受注意。他同意內在神性的看法並非對神不敬，因爲，當達到靈性的目標——自我或自體完全合併到神性之中，已經不剩任何能夠對神不敬的實體了。他在《超我的探尋》（The Quest of the Overself）一書寫道：

不相信神居內在這個神祕學說的人，有時斷言，奉自我爲神是想要把神跟人性劃上等號，這樣就可以使神明降格，讓自己也成爲其中一員。這實是誤解。任何與最深層存在有過深度接觸的人，只會因此對神更加崇敬。當他想到這個「偉大的存在」，便了解到自己的無助跟倚賴，從中得到存在的許可。他不是要將個人奉若神明，反倒是完完全全棄若敝屣。必須要將尋常的自我丟到一邊，才能讓神進入。

西方人經常以爲「內在神性」是東方獨有的想法，可是，聖經裡多的是相反的證據。例如，詩篇（Psalms 82:6）中說：「我曾說，你們是神，都是至高者的兒子。」約翰福音（John 10:34）：「耶穌對他們回答，你們的律法上豈不是寫著：我說，你們是神。」以弗所書（Ephesians 4:6）：「一神，就是眾人的父，超乎眾人之上，貫乎眾人之中，也住在眾人之內。」

十九世紀美國偉大散文家及詩人愛默生（Ralph Waldo Emerson）說過：「神之存在居於個人內心。」並經過允許引述貴格會（Quaker）創辦人喬治．福克斯（George Fox）的信仰。福克斯曾經說過，雖然他讀過耶穌跟上帝，可是他對耶穌跟上帝的認識，其實是來自於自己靈魂之中與祂們接近的精神。

愛默生原爲新教神職人員，他認定內在神性跟不朽之間有一定關係。他在一八六五年的散文〈性格〉（Character）中寫道，「耶穌確認神性在祂也在我們身上——祂並沒有擋在神性與我們之間。」並指出「人死之後均有永恆」。

可惜，人類擁有永恆和神性等特質，這個想法不怎麼受到愛默生的美國同胞接受。甚至，他們比較相信自己生來有罪，即使到現代還是這樣認爲。愛默生一表態，便跟美國的信仰者爲敵了。本來《亞特蘭大》（*Atlantic*）發行人菲爾斯（James T. Fields）答應刊登愛默生的〈性格〉一文，後來卻改變心意，因爲菲爾斯相信讀者會認爲愛默生的觀點褻瀆神明。八個月後，這篇短文終於在《北美評論》（*North American Review*）刊載——而且還是匿名發表，以免愛默生遭到輿論的強烈抨擊。時至今日，愛默生已在世界各地享有盛名，英國人對他尤其推崇。這位美國最有名的文壇人物，當初居然要偷偷摸摸地談論內在神性跟永恆這個議題，可見縱使這個概念已經近乎全球認同，但西方世界仍對它存有強烈的抗拒。

不朽，空間，時間

對大多數人而言，時間是流動的東西，對傳統物理學家也是如此——「光陰之河」，一去不返。我們將這條河切割成幾個部分，稱之爲過去、現在跟未來。我們只能活一次，死是終點，我們不能再回溯時間，重新捕捉生命。作曲家白遼士（Hector Berlioz）說得好：「時間是一位偉大的老師，可惜它殺死所有的學生。」但是，不朽讓我們用不同觀點思考時間：不朽不受時間限制；無始無終，也無「耗損」。

相對於傳統觀點，現代物理放棄外在、客觀、流動的時間概念，可是，現代物理偏好的時間觀點仍有所爭議。未來的物理會怎麼說時間？物理學家保羅．戴維斯（Paul Davies）說道：「我們需要創造出新的理論、新的模型……這個新的理論會是什麼樣的，也只能猜測了。搞不好我們根本不需要引用空間跟時間的概念，未來的社會也完全不需要這些字眼跟意念。或者，就如以太（ehter），它們終究會自人類的焦點消失，也不再存於人類語言之中。」

有一件事似乎相當明確：現代科學的時間觀雖然仍未完全成形，卻絕對比舊有的觀點更歡迎意識的非局域性及恆久性，給不朽一定的空間。

榮格已經觀察到這點。他將空間與時間的量子相對觀點運用到心理學，無人能出其右，我們從他對病人和朋友的建議就可以看得出來。

一九三九年一月榮格回答普雷夫林牧師（Pastor Fritz Pfäfflin）的詢問。他哥哥在非洲因意外喪生，意外發生之時，普雷夫林人在歐洲，卻好像聽到哥哥在對他說話。傷心的他寫信給榮格，希望榮格可以幫助他了解整件事情。榮格回覆表示他深感同情，並重申自己的信念，「就心靈層次來講，空間距離是相對的……而且可以在精神上縮短……快速地消失，所以這類感知會跟事情發生的時間同步。因此，我們可以說心靈上也有時間的消失這回事。」這與現代物理強調的空間－時間連續性有很驚人的共通之處。這並不是說榮格相信物理法則已經可以影響精神作用；事實上他認爲，在某些情況下，其實是精神作用足以影響物理法則。

超心理學

如果有從來生重返現世的人，到白宮草坪開一場記者會，把事情講清楚，來世的問題就比較好解決了，也不會充斥那麼多曖昧不明的議論。可惜，這不可能。

我們必須自行尋找更微妙、更迂迴的證據，正如法國傑出物理學家科斯塔．玻赫卡得（O. Costa de Beauregard）的做法一樣，他在數學跟物理中尋求證據，支持「『集體心識』的普遍存在」，這相當接近心識的永恆與不朽概念。德玻赫卡得相信，上述發展為預知、念力或意念致動以及傳心術等超心理經驗，提供了理性基礎，這些都指出了意識的非局域性及恆久性。

超心理學理當不會在現今的不朽議題中缺席，因為這個領域講的就是心識獨立於空間與時間的特性。可惜的是，幾十年來科學家和神學家都急於從超心理學現象逃開，這種智性上的膽怯是出於恐懼與無知，因為，正如葛里芬在《超心理學，哲學與靈性》一書所說的，包括大學專科教授在內的「知識份子，眞的熟悉這個領域的相關證據者，一千個裡面大概不到一個」。英國深具影響力的哲學家布洛德不畏面對知識眞相，浸淫於超心理學研究之中，結果反對超心理學的同僚幾乎把他徹底踐踏。他在一九六〇年代對超心理學發表過嚴肅聲明，時至今日他的話仍有參考價值：「今日若有任何人在沒有深入了解超心理學現象的主要研究方法，以及長久一來的謹愼研究結果，就充滿自信地表達任何意見，不管是正面或負面，都會被當成是個自負的傻瓜。」

來世：已完成，或是建構中？

來世通常被形容成天堂的一種——各方面都完美至極。可是，榮格相信他從夢境目睹了反面的證據。

榮格有一位六十歲的女病人，在去世前兩個月左右，夢到自己在上一堂課。好幾位已逝友人坐在教室前排，全神貫注。她環顧四周看看是誰在上課，結果看到自己。她因此了解到，人在死後得馬上爲自己的一生做一完整敘述。死者對於新來者的經驗非常好奇，好像有很多可以學習似的。這個夢對榮格而言，代表天堂並非一個了結；到了那裡之後，我們還是繼續在汲取智慧。

榮格認爲，來世或許並不完美，可是卻有如恩典。他一九四四年一月差點死於心臟病，有過一次瀕死經驗，之後他寫道，「死後的一切如此輝煌，超乎言語能形容，想像與感覺甚至都不足以形成與其相當的體認……受時間限制的存在形式在此消解，意義卻毫無減損。」榮格感到無比的平靜跟滿足，甚至不想回到正常生活。

然而，榮格也指出自己經驗中完全稱不上恩典的部分。他在自傳《回憶．夢．省思》中寫道：

人們對於死後的想法多是一廂情願，充滿偏見的，所以在大部分人的印象中，來世似乎是一個很快樂的地方。對我來說並不是這樣，我不認爲死後我們會被引導到某個心曠神怡、鮮花盛開的草原上……我覺得那樣的世界過於專制，因此不會有一個完全沒有對立的來世。那裡也有自然，而上帝也是跟隨著自然的形貌。我們死後進入的世界既壯觀又可怕，跟我們知道的上帝和自然界沒什麼兩樣。我也看不出到時候我們就完全不再受苦。即使在一九四四年那次幻象經驗中，我解除了軀體的負擔，並窺見涵義，給了我深深的慰藉。然而，那個世界同樣也有黑暗，人性溫暖也消失了。還記得我碰到的那塊黑色岩石嗎？黑色的堅硬花崗石，這代表了什麼？在創世的土地上如果毫無瑕疵，沒有原始缺陷，那麼爲何還需要去創造，去渴望尚待完成的事物呢？

在榮格對於來世的觀念中，天堂不被重視：來世有福報是肯定的，可是也有黑暗的一面，這也是榮格思想的中心，「對立的統合」（Coincidentia Oppositorum）——光與暗，生與死，必死與不朽，有盡與無垠。他如此描繪這個相對作用：

無垠的感覺……唯有在極爲受限之下得以獲得……在狹隘自我限制下的意識，才能聯繫到無限的無意識。在這種感知之中，我們經驗自身既有限，同時又永恆，兩者兼具。了解自己的個人構成是獨一無二的——也就是，完全受限，可是我們又同時擁有感受到無窮的能力。但是，要感受到了才行啊！……要人意識到自己的獨特跟限制，是一項極大的挑戰。獨特與限制同義，缺了這兩者，斷無認知無窮之可能，也無覺察意識之可能。

信仰來世的實際益處

反對來世有一常見原因，因爲人們若一昧將焦點鎖定在死後，只會讓自己錯亂，失去平衡，變成愛做夢的神祕論者，搞不好廢寢忘食。哲學家葛里芬並不贊成這個想法，還提出許多相信來世的實際好處：

- 這樣的信仰有助於克服對死亡及滅絕的恐懼。
- 人若相信自己終究不受塵世力量的管制，將會提高爭取自由、生態永續政策及社會正義的勇氣。
- 相信此生並非終結，正義在來生繼續伸張，有助於對抗在此時此地所遭受的不公。
- 生命爲一持續的旅程，死後仍不斷延續，並開展於未來，這個想法可使我們與宇宙產生更完整的連結感。
- 對於死後生命仍可存續的信念，可以遏制無所不在、深入現代文明各角落的唯物主義。
- 相信我們在進行一場靈性之旅，以及我們有充足的時間可以抵達目的地，可以促使我們發揮創意，思考現在可以做什麼，從社會上、國際間，甚至從自己出發，更完整地實現當下的存在。

靈性之藥：展望未來

把不朽放到醫學範圍裡來考慮，時機成熟了嗎？

誰也料不到，才十多年的時間，美國所有醫學院幾乎都開設了另類療法的相關課程。同樣地，現在要想像靈性議題再過不久就會被納入醫學課程之中，似乎有點困難。但我相信這是不可避免的趨勢，因爲靈性信仰與宗教信仰強地烈影響著人類的身體健康。

有些人非議此一發展，警告醫師跟護士，既然沒有受過相關訓練，就不應該涉及精神層面的問題。幾年前也有類似的警告出現，要醫師不要過問病人在性方面的事情；病人的性生活對我們來說過於敏感，也過於私人，而且我們也缺乏處理這些問題的技巧。然而，愛滋跟性傳染疾病激增，一夕之間推翻諸般異議。

沒有人說健康醫療專業人員要取代醫院牧師、神職人員、神父或是祭司的地位。再怎麼樣，他們在靈性方面的專業知識還是比我們豐富。不過，不是只有靈性醫療的專家才可以涉及心靈方面的治療；好比每個人都可以學基本的心肺復甦術，學了也並不一定要成爲心臟外科醫生一樣，健康醫療人員可以獲取基本的「靈性醫學」能力，而無須成爲一介專業。

流行病學家傑佛瑞・烈文和同僚在一九九七年的《美國醫學聯盟期刊》中指出，「三年前，美國僅有三所醫學院校有宗教與心靈方面的課程；如此這個數字已經接近三十所。」現在，全國一百二十五所醫學院校，大約有八十所都開設了宗教跟心靈方面的課程。可見，靈性議題已戲劇性地打破了醫學禁忌。

現在我們回頭看，還是不免要想，這個禁忌當初究竟是怎麼開始的——我們怎麼會長久忽視不朽與醫療藝術的相關？在歷史上，因為怕死和擔心滅絕所造成的苦難，不亞於所有生理上的疾病。本書所探索的意識展望，主張人類意識有無窮、恆久的一面，希望可以藉此解除這個恐懼。不朽早已存在許久，該是把它說出來的時候了。

【附錄】延伸閱讀

中文書目

* 《另類療法怎麼做才安全?》，2007，Linda Clark著，天佑資訊。
* 《祈禱的力量》2007，一行禪師著，橡樹林。
* 《樂在工作》，2007，丹尼斯．魏特利（Denis Waitley）著，天下文化。
* 《台灣巫宗教的心靈療遇》，2006，余德慧等著，心靈工坊。
* 《榮格解夢書：夢的理論與解析》，2006，詹姆斯．霍爾（James A. Hall）著，心靈工坊。
* 《療癒場：探索意識和宇宙的共振能量場》，2006，琳恩．麥塔嘉（Lynne Mctaggart）著，商周出版。
* 《小鎮醫師的生命課題》，2006，威廉．赫伯李若（William E. Hablitze）著，久周出版。
* 《萬法簡史》，2005，肯恩．威爾伯（Ken Wilber），心靈工坊。
* 《超個人心理治療》，2005，布蘭特．寇特萊特（Brant Cortright），心靈工坊。
* 《情緒療癒》，2004，丹尼爾．高曼著，立緒。
* 《超凡之夢》，2004，克里普納（Stanley Krippner）等著，心靈工坊。
* 《超越自我之道》，2003，羅傑．渥許（Roger Walsh）、法蘭西絲．方恩（Frances Vaughan）

編著，心靈工坊。

*《笑退病魔》，2002，諾曼・卡森斯（Norman Cousins）著，天下文化。

*《疾病的希望》，2002，托瓦爾特・德特雷福仁（Thorwald Dethlefsen）、呂迪格・達爾可（Rüdiger Dahlke）著，心靈工坊。

*《宗教經驗之種種》，2001，威廉・詹姆斯（William James）著，立緒文化。

*《自癒力——痊癒之鑰在自己》，2000，Andrew Weil著，遠流。

*《放慢腳步，生活更有味》，1999，麥可・湯姆斯（Michael Toms）等，中天。

*《拙火經驗》，1998，Lee Sannella著，方智。

*《祈禱，眞是一帖良藥》，1998，勞瑞・杜西著，心路。

*《生命中站》，1997，James W. Jones著，遠流。

*《心風潮——揭開信心療法的奧祕》，1997，勞瑞・杜西著，智庫。

*《榮格自傳——回憶・夢・省思》，1997，榮格（C.G.Jung），張老師文化。

*《你是做夢大師——孵夢・解夢・活用夢》，1994，蓋兒・戴蘭妮（Gayle Delaney）著，張老師文化。

*《複雜：走在秩序與混沌邊緣》，1994，沃德羅普（M. Mitchell Waldrop）著，天下文化。

西文書目

* Dossey, L. (2006). *The Extraordinary Healing Power of Ordinary Things: Fourteen Natural Steps to Health and Happiness.* New York: Harmony/Random House.
* Dossey, Larry (1999). *Reinventing Medicine: Beyond Mind-Body to a New Era of Healing.* San Francisco: Harper Collins.
* Dossey, L., Benson, H., Polkinghorne, J., & Others (1999). *Healing Through Prayer: Health Practitioners Tell the Story.* Toronto: Anglican Book Centre.
* Dossey, Larry. (1997). *Be Careful What You Ask For...You Just Might Get It.* San Francisco: Harper.
* Dossey, L. (1991). *Meaning and Medicine: A Doctor's Tales of Breakthrough and Healing.* New York: Bantam.
* Dossey, L. (1989). *Recovering the Soul: A Scientific and Spiritual Search.* New York: Bantam New Age Books.
* Dossey, L. (1984). *Beyond Illness: Discovering the Experience of Health.* Boulder, CO: Shambhala Publications.
* Dossey, L. (1982). *Space, Time and Medicine.* Boston, MA: Shambhala Publications.
* Edwards, P. (eds.) (1997). *Immortality.* Amherst, NY: Prometheus Books.
* Ehrenreich, B. (1997). *Blood Rites: Origins and History of the Passions of War.* New York:

Metropolitan Books.

* Griffin, D. (1997). *Parapsychology, Philosophy, and Spirituality: A Postmodern Exploratio.* New York: State University of New York Press.
* Herbert, N. (1985). *Quantum Reality: Beyond the New Physics.* New York: Anchor Books.
* Jahn, R. G. & Dunne, B. J. (1988). *Margins of Reality: The Role of Consciousness in the Physical World.* New York, San Diego: Harcourt Brace Jovanovich.
* Koenig, H. G.., McCullough, M., Larson, D.B.(2001). *Handbook of Religion and Health.* New York: Oxford University Press.
* Plykkanen, P. (Eds.)(1988). *Search for Meaning: The New Spirit in Science & Philosophy.* PA: Thorsons Publishers.
* Salameh, W.A.& Fry, W.F. (Eds.) Handbook of Humor and Psychotherapy. Sarasota, FL: Professional Resource Press.
* Tenner, E. (1996). *Why Things Bite Back.* New York: Vintage Books.
* Van de Castle, Robert L. (1994). *Our Dreaming Mind.* New York: Ballantine Books.
* von Franz, Marie-Louise.(1992). *Psyche and Matter.* Boston: Shambala.
* Watson, L. (1992). *The Nature of Things: The Secret Life of Inanimate Objects.* Destiny Books.

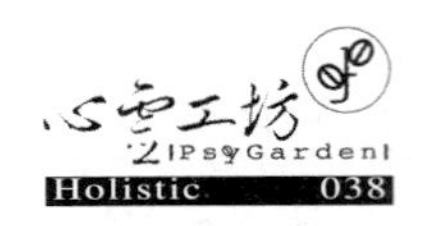

超越身體的療癒

Healing beyond the Body: Medicine and the Infinite Reach of the Mind

作者—勞瑞・杜西（Larry Dossey M.D.）
譯者—吳佳綺　校閱—魯宓

出版者—心靈工坊文化事業股份有限公司
發行人—王浩威　諮詢顧問召集人—余德慧
總編輯—王桂花　執行編輯—周旻君　特約編輯—黃素霞
通訊地址—106台北市信義路四段53巷8號2樓
郵政劃撥—19546215　戶名—心靈工坊文化事業股份有限公司
電話—02）2702-9186　傳眞—02）2702-9286
Email—service@psygarden.com.tw　網址—www.psygarden.com.tw

製版・印刷—彩峰造藝印像股份有限公司
總經銷—大和書報圖書股份有限公司
電話—02）8990-2588　傳眞—02）2990-1658
通訊地址—242台北縣新莊市五工五路2號（五股工業區）
初版一刷—2008年1月　ISBN—978-986-6782-19-0　定價—380元

國家圖書館出版品預行編目資料

超越身體的療癒／勞瑞・杜西（Larry Dossey）作；吳佳綺譯.
--初版--臺北市：
心靈工坊文化, 2008 [民97]　面；公分
譯自：Healing beyond the Body: Medicine and the Infinite Reach of the Mind
ISBN 978-986-6782-19-0 (平裝)
1.另類療法　2.心理治療
418.9　96024259